Fundamentos, técnicas
e instrumentos práticos
para o cuidado em
enfermagem

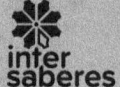

Fundamentos, técnicas e instrumentos práticos para o cuidado em enfermagem

Cristiano Caveião
Vitor Mocelin Zacarkim

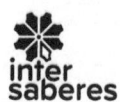

Rua Clara Vendramin, 58 . Mossunguê . CEP 81200-170
Curitiba . PR . Brasil . Fone: (41) 2106-4170
www.intersaberes.com . editora@intersaberes.com

Conselho editorial
Dr. Alexandre Coutinho Pagliarini
Drª Elena Godoy
Dr. Neri dos Santos
Mª Maria Lúcia Prado Sabatella

Editora-chefe
Lindsay Azambuja

Gerente editorial
Ariadne Nunes Wenger

Assistente editorial
Daniela Viroli Pereira Pinto

Preparação de originais
Palavra Arteira Edição e
Revisão de Textos

Edição de texto
Caroline Rabelo Gomes
Millefoglie Serviços de Edição

Capa
Charles L. da Silva (*design*)
David Gyung/Shutterstock (imagem)

Projeto gráfico
Charles L. da Silva (*design*)
scoutori/Shutterstock (imagem)

Diagramação
Regiane Mores

***Designer* responsável**
Sílvio Gabriel Spannenberg

Iconografia
Regina Claudia Cruz Prestes
Sandra Lopis da Silveira

Dados Internacionais de Catalogação na Publicação (CIP)
(Câmara Brasileira do Livro, SP, Brasil)

Caveião, Cristiano
  Fundamentos, técnicas e instrumentos práticos para o cuidado em enfermagem / Cristiano Caveião, Vitor Mocelin Zacarkim. -- Curitiba, PR : InterSaberes, 2025.
  Bibliografia.
  ISBN 978-85-227-1563-3
  1. Enfermagem 2. Enfermagem – Cuidados I. Zacarkim, Vitor Mocelin. II. Título.

24-230362

CDD-610.73
NLM-WY 100

Índices para catálogo sistemático:
1. Enfermagem : Ciências médicas   610.73
Cibele Maria Dias – Bibliotecária – CRB-8/9427

1ª edição, 2025.
Foi feito o depósito legal.

Informamos que é de inteira responsabilidade dos autores a emissão de conceitos.

Nenhuma parte desta publicação poderá ser reproduzida por qualquer meio ou forma sem a prévia autorização da Editora InterSaberes.

A violação dos direitos autorais é crime estabelecida na Lei n. 9.610/1998 e punido pelo art. 184 do Código Penal.

Sumário

13 *Prefácio*
15 *Apresentação*
19 *Como aproveitar ao máximo este livro*

Capítulo 1
23 **Assistência de enfermagem nos diferentes contextos e espaços**
25 1.1 Transculturalidade na enfermagem
28 1.2 Cuidados de enfermagem no ciclo da vida humana
32 1.3 Conduta perante a diversidade racial, étnica e cultural brasileira
37 1.4 Especificidades no atendimento relacionadas a sexo, identidade de gênero e orientação sexual
43 1.5 Cuidados oferecidos à pessoa com deficiência

Capítulo 2
51 **Cuidado humano e cuidado em enfermagem**
53 2.1 O cuidado nas relações humanas
54 2.2 O cuidado em enfermagem
57 2.3 O autocuidado como estratégia para a manutenção da saúde
60 2.4 Cuidando do cuidador
65 2.5 Cuidando de si: aspecto essencial ao enfermeiro

Capítulo 3
75 **Documentação da assistência de enfermagem**
77 3.1 Introdução ao prontuário do paciente

80	3.2 Prontuário do paciente e registros de enfermagem: bases legais e norteadoras
84	3.3 Código de Ética do Profissional de Enfermagem
86	3.4 Registros de enfermagem no prontuário do paciente I
89	3.5 Registros de enfermagem no prontuário do paciente II

Capítulo 4

99 Prevenção de infecções

101	4.1 Biossegurança: equipamentos de proteção individual, higienização e antissepsia das mãos
111	4.2 Precauções padrão e específica
118	4.3 Materiais estéreis
122	4.4 Limpeza e descarte de resíduos

Capítulo 5

133 Sinais vitais

136	5.1 Conceitos gerais
138	5.2 Frequência cardíaca
139	5.3 Frequência do pulso
144	5.4 Frequência respiratória
147	5.5 Oximetria de pulso
150	5.6 Pressão arterial: considerações gerais
156	5.7 Temperatura, avaliação da dor e glicemia capilar

Capítulo 6

171 Medidas antropométricas

173	6.1 Orientações técnicas para a tomada de medidas antropométricas
177	6.2 Peso, estatura e índice de massa corporal
182	6.3 Peso e estatura em recém-nascido e lactente
184	6.4 Circunferências da cintura e abdominal
187	6.5 Circunferências do braço e da panturrilha

195 *Considerações finais*
197 *Referências*
211 *Respostas*
219 *Sobre os autores*

Dedico esta obra a todos os futuros profissionais da área da enfermagem, que dedicam incansavelmente, durante todos os dias do ano, seu cuidado e carinho ao bem mais precioso, a vida humana.

Consagro também à minha família e aos meus amigos que estiveram a meu lado durante todo o processo de escrita, compreendendo minha ausência em determinados momentos.

Cristiano Caveião

Consagro esta obra aos estudantes e profissionais de enfermagem, agentes que zelam pelo cuidado e bem-estar do ser humano em todas as fases de sua vida. Presentes nos momentos de angústia, tristeza e felicidade, suas ações são catalisadoras de transformação e capazes de impactar a coletividade.

Vitor Mocelin Zacarkim

Expresso a minha mais profunda gratidão a todos aqueles que, direta ou indiretamente, contribuíram para a realização deste livro. Agradeço à minha família pelo apoio incondicional, aos amigos pela inspiração e encorajamento e aos colegas e mentores, que, generosamente, compartilharam seu conhecimento e experiência ao longo dessa jornada.

Deixo um agradecimento especial aos leitores, cujo interesse e apoio tornam possível a existência desta obra. Que estas palavras inspirem, informem e enriqueçam suas vidas da mesma forma que vocês enriquecem a minha. Obrigado!

CRISTIANO CAVEIÃO

Agradeço a todos que, de alguma maneira, contribuíram para minha formação acadêmica e profissional, bem como para a efetivação desta obra. Em primeiro lugar, a minha família, por investir na minha educação e fornecer subsídios para que eu passasse por essa trajetória. Ademais, a todos os meus professores, que, de inúmeras formas, cooperaram para minha formação e meu aprendizado constante.

Finalmente, sou grato a todos os leitores, profissionais ou estudantes de enfermagem. Desejo que este livro gere impactos positivos em suas formações ou atuações profissionais.

VITOR MOCELIN ZACARKIM

Prefácio

A busca pelo conhecimento foi e sempre será a base para o desenvolvimento das melhores práticas na saúde e na enfermagem. Ser curioso, estudar e atualizar-se continuamente são características demandadas do profissional enfermeiro. São necessários dedicação, constância e comprometimento para o avanço na enfermagem.

Buscar fontes na literatura específica que contribuam para o aprendizado e para a implementação das melhores práticas é o mínimo esperado de um acadêmico e um profissional formado.

A profissão evolui constantemente, e você pode fazer parte dessa evolução. Por isso, deixo o convite à leitura desta obra que contempla aspectos essenciais para a formação do ser profissional enfermeiro. Nela, enfatiza-se a abordagem de habilidades que são utilizadas diariamente no exercício da profissão, que são a base da atuação prática.

Nos seis capítulos que compõem esta obra, os autores tratam: da assistência de enfermagem em diferentes contextos e espaços, abrangendo as diversas populações atendidas pela enfermagem; dos tipos de cuidado, diferenciando cuidado humano daquele prestado na enfermagem; dos deveres do enfermeiro com relação ao prontuário, em observação do Código de Ética do Profissional de Enfermagem (Cepe); da biossegurança, envolvendo os autocuidados que precisam ser adotados pelo profissional e os cuidados que prestará às pessoas por ele assistido; e dos procedimentos essenciais durante o exame físico.

Essa diversidade de temas trazidos nesta obra contribui para uma formação mais completa e solidificada para profissionais enfermeiros. Também por essa razão, esse livro serve como um guia rápido ao retomar conteúdos para enfermeiros já formados. Acreditamos que a leitura desta obra pode ajudar a construir a prática profissional com bases sólidas de conhecimentos, mas sem perder a sensibilidade ao tocar outro ser humano; também auxiliará no desenvolvimento do olhar integral, holístico e humanístico para o outro, transformando o profissional enfermeiro em um ser imbuído de competências e habilidades clínicas, sem esquecer do olhar humano.

Louise Aracema Scussiato

Enfermeira. Professora da Escola Superior de Saúde Única do Centro Universitário Internacional Uninter.

Apresentação

As bases instrumentais para o cuidar em enfermagem são fundamentais para garantir a prestação de um atendimento de qualidade e compassivo aos pacientes. Essas bases incluem o domínio de conhecimentos técnicos e científicos, o uso adequado de equipamentos e tecnologias, a habilidade de realizar procedimentos com precisão e segurança e a capacidade de avaliar e monitorar constantemente o estado de saúde dos indivíduos.

Além disso, as bases instrumentais envolvem a comunicação eficaz com os pacientes e suas famílias, a capacidade de realizar intervenções de enfermagem baseadas em evidências científicas e a habilidade de trabalhar em equipe de maneira colaborativa e coordenada com outros profissionais de saúde.

Ao combinar esses elementos, os enfermeiros são capazes de proporcionar um cuidado holístico e humanizado, promovendo não apenas a recuperação física dos pacientes, mas também seu bem-estar emocional e psicológico. Assim, as bases instrumentais para o cuidar em enfermagem são essenciais para garantir a excelência no cuidado de saúde e o apoio integral às pessoas que necessitam de assistência nesse contexto tão delicado.

Nesse cenário, este livro é recomendado a estudantes e profissionais da área de enfermagem, bem como aos demais leitores interessados em saber mais sobre a temática. Nosso objetivo, nesta obra, é abordar os principais fundamentos, técnicas e instrumentos necessários para o desenvolvimento das atividades de cuidado inerentes à profissão, visando ao desenvolvimento de competências e habilidades dessas práticas. Para tanto, o livro divide-se didaticamente em seis capítulos.

No Capítulo 1, abordamos as especificidades da assistência de enfermagem em diferentes espaços e contextos e como determinados fatores influenciam o processo saúde-doença. Ademais, discorremos a respeito do atendimento de saúde a diferentes populações, incluindo a abordagem em diferentes ciclos vitais, a diversidade racial, étnica e cultural brasileira, as especificidades no atendimento com relação a sexo, identidade de gênero e orientação sexual, bem como na atenção de saúde à pessoa com deficiência.

No Capítulo 2, tratamos de um componente essencial para ciência de enfermagem: o cuidado. Desde a origem da humanidade, o cuidado se manifesta em diversas esferas da sociedade, sendo atrelado a zelo, responsabilidade, atenção, preocupação, carinho e proteção. Sob essa perspectiva, aproximamos o leitor das principais dimensões do cuidado, incluindo o cuidado humano, o cuidado na enfermagem, o autocuidado, o cuidado ao cuidador e o cuidar de si na ótica do enfermeiro.

No Capítulo 3, contemplamos a documentação da assistência de enfermagem na prática profissional, incluindo as bases legais e norteadoras para a elaboração de registros de enfermagem e os deveres éticos do enfermeiro nesse contexto. Além disso, falamos a respeito do prontuário do paciente, que é o principal elemento de documentação do cuidado nos serviços de saúde, tratando de sua composição e os elementos estruturais em diferentes situações.

No Capítulo 4, apresentamos diversas medidas direcionadas à prevenção, à minimização ou à eliminação de riscos inerentes às atividades assistenciais do enfermeiro. Nesse sentido, a biossegurança é um instrumento fundamental na prática de enfermagem, trazendo à tona questões como a prevenção de infecções relacionadas à assistência à saúde, a prevenção de acidentes, a saúde e a segurança no ambiente de trabalho, e a otimização da gestão de resíduos sólidos gerados pelos serviços de saúde. Desse modo, o capítulo contempla temáticas como equipamentos de proteção, higienização e antissepsia das mãos, precauções nos serviços de saúde, utilização de luvas e materiais estéreis e questões de limpeza, higiene e descarte de resíduos.

No Capítulo 5, descrevemos pontos fundamentais à coleta de dados e à avaliação clínica de enfermagem, incluindo a aferição de dados vitais, como frequência cardíaca e pulso, respiração e saturação, temperatura, pressão arterial, avaliação da dor e glicemia capilar. Ressaltamos que o desenvolvimento de competências do enfermeiro com relação às técnicas de avaliação de sinais vitais é de suma importância, já que eles são parâmetro de análise da situação clínica do paciente.

No encerramento desta obra, no Capítulo 6, fazemos orientações e citamos instrumentos e procedimentos para tomada de medidas antropométricas, como peso, estatura, índice de massa corporal (IMC), circunferência da cintura e abdominal e circunferência do braço e da panturrilha. Tais elementos viabilizam a avaliação de problemas nutricionais, por exemplo, desnutrição e obesidade, o monitoramento do crescimento infantil, bem como a identificação de fatores de risco para doenças crônicas não transmissíveis.

Assim, esperamos proporcionar ao leitor as bases instrumentais e norteadoras da profissão, visando à formação de competências fundamentadas cientificamente, aliadas à ética, à responsabilidade, ao respeito e ao comprometimento, viabilizando a assistência de enfermagem exímia à pessoa, à família e à coletividade.

Boa leitura!

Como aproveitar ao máximo este livro

Empregamos nesta obra recursos que visam enriquecer seu aprendizado, facilitar a compreensão dos conteúdos e tornar a leitura mais dinâmica. Conheça a seguir cada uma dessas ferramentas e saiba como estão distribuídas no decorrer deste livro para bem aproveitá-las.

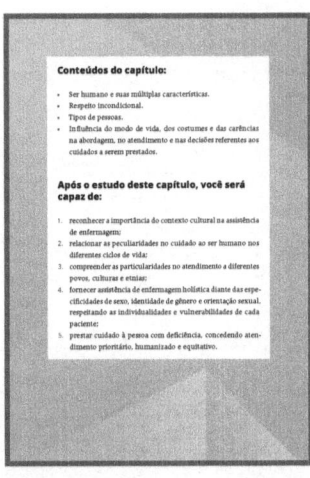

Conteúdos do capítulo:

Logo na abertura do capítulo, relacionamos os conteúdos que nele serão abordados.

Após o estudo deste capítulo, você será capaz de:

Antes de iniciarmos nossa abordagem, listamos as habilidades trabalhadas no capítulo e os conhecimentos que você assimilará no decorrer do texto.

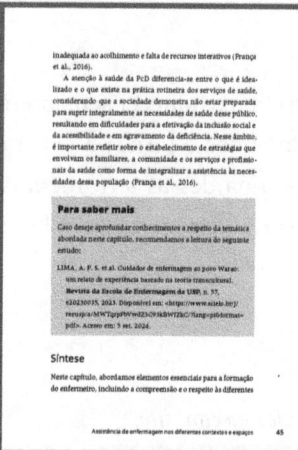

Para saber mais

Sugerimos a leitura de diferentes conteúdos digitais e impressos para que você aprofunde sua aprendizagem e siga buscando conhecimento.

Síntese

Ao final de cada capítulo, relacionamos as principais informações nele abordadas a fim de que você avalie as conclusões a que chegou, confirmando-as ou redefinindo-as.

Questões para revisão

Ao realizar estas atividades, você poderá rever os principais conceitos analisados. Ao final do livro, disponibilizamos as respostas às questões para a verificação de sua aprendizagem.

Questões para reflexão

Ao propor estas questões, pretendemos estimular sua reflexão crítica sobre temas que ampliam a discussão dos conteúdos tratados no capítulo, contemplando ideias e experiências que podem ser compartilhadas com seus pares.

Capítulo 1
Assistência de enfermagem nos diferentes contextos e espaços

Vitor Mocelin Zacarkim

Conteúdos do capítulo:

- Ser humano e suas múltiplas características.
- Respeito incondicional.
- Tipos de pessoas.
- Influência do modo de vida, dos costumes e das carências na abordagem, no atendimento e nas decisões referentes aos cuidados a serem prestados.

Após o estudo deste capítulo, você será capaz de:

1. reconhecer a importância do contexto cultural na assistência de enfermagem;
2. relacionar as peculiaridades no cuidado ao ser humano nos diferentes ciclos de vida;
3. compreender as particularidades no atendimento a diferentes povos, culturas e etnias;
4. fornecer assistência de enfermagem holística diante das especificidades de sexo, identidade de gênero e orientação sexual, respeitando as individualidades e vulnerabilidades de cada paciente;
5. prestar cuidado à pessoa com deficiência, concedendo atendimento prioritário, humanizado e equitativo.

Ante o cuidado exigido pelo corpo humano, com atenção para a dimensão total do ser, inclusive sua essência existencial, é demandado dos profissionais de enfermagem uma maior conscientização sobre a importante função de interferência no espaço de privacidade das pessoas dependentes de assistência.

O enfermeiro, por formação e atuação profissional, desenvolve papéis de teor educativo, político, de pesquisa, gerencial, de coordenação e de implementação de serviços de enfermagem ao paciente, à família e à comunidade. Isso inclui uma atribuição importante representada por uma maneira de ampliar as finalidades curativas de seu trabalho, alcançando, também, objetivos de inclusão, prevenção e reabilitação.

O enfermeiro é o integrante da equipe que permanece mais tempo ao lado do paciente, competindo a esse profissional observá-lo e considerá-lo em sua totalidade, não apenas como um caso. Refletindo sobre essa temática, facilmente associamos esses parâmetros aos mais diversos tipos de pessoas. Qualquer instituição de saúde e sua respectiva equipe profissional deve compreender, respeitar e oferecer tratamento justo, digno e humanizado a todo indivíduo, independentemente de idade, cultura, etnia, raça, proveniência geográfica, gênero, sexualidade e deficiência.

1.1 Transculturalidade na enfermagem

Desde os primórdios, o ser humano procura expressar o significado de processos de saúde-doença de variadas formas, muitas delas baseadas em tradições culturais e religiosas. Essa reflexão sobre as causas e as consequências de enfermidades era acompanhada por uma busca incessante de cura, atribuída à natureza ou a evidências místicas oriundas de ira ou milagre divino. A saúde era definida simplesmente como a ausência de doença.

Entretanto, com o passar do tempo, o discurso religioso perdeu força e a explicação biomédica passou a ser a narrativa cultural mais aceita desde a modernidade. Na contemporaneidade, a definição de saúde passou a ser mais abrangente: para um indivíduo ser considerado saudável, ele deve desfrutar de bem-estar, qualidade de vida e plenitude física, mental e social.

Posteriormente a essa reformulação do conceito de saúde, os profissionais da área têm levado em consideração diferentes aspectos no atendimento de pacientes, incluindo diferentes contextos e valores associados aos âmbitos pessoal, cultural, religioso, espiritual, social, econômico, entre outros.

Na perspectiva da enfermagem transcultural, amplamente adotada na atualidade, espera-se que o enfermeiro reconheça e valorize as variantes culturais relacionadas aos valores, às crenças e aos costumes. Os enfermeiros devem absorver os conhecimentos necessários referentes à cultura dos pacientes. Cuidados de enfermagem culturalmente competentes promovem a satisfação do enfermo e, consequentemente, ganhos em saúde (Vilelas; Janeiro, 2012).

Foi a enfermeira Madeleine Leininger (1925-2012) que introduziu a definição de cuidado transcultural em enfermagem e formulou a teoria do cuidado cultural para esclarecer também a denominada *competência cultural*. Leininger foi pioneira no destaque da necessidade de enfermeiros terem competências em esfera cultural. Suas teorias mantêm credibilidade na atualidade e expressam um modelo holístico que contribui continuamente para pesquisas e aumento do corpo de conhecimentos para a enfermagem transcultural. Leininger explicou que os enfermeiros tinham de adquirir um conhecimento aprofundado das diferentes culturas, a fim de prestar cuidados a pessoas de diferentes etnias. Além disso, a teoria do cuidado é a única que explicitamente foca a relação entre a cultura, os cuidados de saúde e o bem-estar, enfatizando o reconhecimento do significado do cuidado cultural, dos métodos de cuidar característicos de cada cultura e de sua influência no cuidado ao indivíduo (Vilelas; Janeiro, 2012).

No Brasil, a diversidade e a influência de culturas são enormes. Temos heranças culturais oriundas de povos africanos, japoneses, europeus, indígenas, entre outros. Essas peculiaridades podem fazer parte dos atendimentos de saúde e devem estar inseridas na compreensão e no respeito do profissional de enfermagem.

Podemos exemplificar isso com as crenças afro-brasileiras, que consideram a doença um desequilíbrio entre o mundo dos humanos e o mundo sobrenatural. Muitas vezes, uma experiência descrita pela medicina convencional como um distúrbio do corpo físico ou da mente é entendida, no âmbito das religiões, como sinal ou manifestação divina, sendo abordada por meio de rezas, banho de ervas, benzimentos e rituais (Rocha; Severo; Félix-Silva, 2023).

Outro exemplo é o padrão alimentar dos indígenas brasileiros, que está intimamente ligado à cultura. A alimentação é considerada um fator essencial para manutenção da saúde dos indígenas e está repleta de contextos culturais específicos (Vieira et al.,2016).

A cultura tem influência não somente na alimentação, mas também em diversos aspectos da vida dos indivíduos, como crenças, comportamentos, percepções, emoções, linguagem, religião, rituais, atitudes com relação à dor e às doenças, podendo ter significativas implicações para a saúde e o atendimento prestado (Vieira et al.,2016).

Reconhecer o contexto cultural de cada paciente se faz essencial no ato de cuidar, conduzindo ao entendimento da enfermagem transcultural, na premissa de que nenhum cuidado pode ser satisfatório e pleno se não respeitar as diferenças culturais.

1.2 Cuidados de enfermagem no ciclo da vida humana

A enfermagem está intimamente ligada ao cuidado humano, e o ato de cuidar pode ser dedicado ao paciente desde o nascimento até a morte. O ser humano é complexo e repleto de peculiaridades e tem necessidades singulares em cada etapa de sua vida. Desse modo, o profissional de saúde deve estar apto a reconhecer tais carências e a oferecer os serviços adequados para cada estágio etário apresentado.

A infância é a fase inicial da vida humana, e a criança é um ser em processo de desenvolvimento, sendo marcada por fragilidade, vulnerabilidade e incapacidade de decisão. Tais características precisam ser levadas em conta no ambiente hospitalar, por exemplo.

Nesse sentido, o enfermeiro desempenha um papel fundamental no cuidado infantil, pois é ele quem avalia as condições de saúde da criança e busca ferramentas para a solução de agravos em diferentes níveis de assistência à saúde. Entre os inúmeros atributos relacionados à área pediátrica, por exemplo, podemos destacar a análise e o acompanhamento do desenvolvimento infantil, a aferição de peso e estatura, a triagem, o exame físico, a coleta de materiais para exames, a imunização, as orientações acerca de aleitamento materno, alimentação e higiene infantil, bem como advertências relacionadas à prevenção de acidentes (Furtado et al., 2018).

Entretanto, para alcançar um cuidado integral, além do domínio das técnicas que citamos, é necessário que o profissional seja um articulador na atenção à criança, formando um alicerce na valorização e na compreensão dela como um indivíduo singular, que faz parte de um contexto familiar e de uma comunidade (Furtado et al., 2018).

Os cuidados e a atenção direcionados às crianças podem despertar instintos de proteção, dedicação e zelo na maioria das pessoas, mas, quando discutimos sobre as particularidades da fase posterior à infância, a adolescência, muitas vezes, esse tema é carregado de estigmas, preconceitos e julgamentos.

A adolescência é uma fase de transformações biopsicossociais que necessita de um olhar diferenciado por parte do enfermeiro. O cuidado com pacientes adolescentes, em muitos casos, não é individualizado, sendo eles, em muitas situações, submetidos às mesmas técnicas utilizadas em crianças ou até mesmo a certos procedimentos como se fossem adultos. Outra evidente restrição na plenitude do atendimento e no vínculo do paciente adolescente com o enfermeiro é a falta de uma especialização acadêmica sobre essa clientela específica (Silva; Engstrom, 2020).

A promoção de saúde na adolescência deve ser generalizada, visando não somente aspectos físicos e de rotina, mas também a parâmetros mentais e sociais. O cuidado, para esse público, abarca o acolhimento em casos de gravidez precoce, a compreensão de transformações hormonais e relacionadas à sexualidade, a prevenção de comportamentos de risco, envolvendo aspectos vinculados à qualidade de vida, à satisfação pessoal, ao desenvolvimento de competências sociais, à proteção contra violência e drogas, ao acesso às condições básicas de vida, moradia, educação, lazer etc. (Silva; Engstrom, 2020).

Uma visão discriminatória ou comportamentos autoritários com relação ao adolescente obstam o ato de cuidar, uma vez que desestimulam o vínculo entre o profissional e o paciente. É importante realizar uma abordagem de acolhimento, garantindo os direitos e o sigilo, priorizando o fator humano, entendendo a adolescência como uma fase de transição entre a infância e a vida adulta, a fim de adaptar adequadamente cuidados específicos a essa faixa etária (Silva; Engstrom, 2020).

Diante do término da adolescência, o indivíduo adulto depara-se com novos desafios e responsabilidades. Fatores como a inserção no mercado de trabalho, rotinas exaustivas, relações matrimoniais e familiares, problemas financeiros, entre outras preocupações e responsabilidades fazem parte da realidade da pessoa adulta. Nesse contexto, tais pressões podem comprometer a saúde e o autocuidado, gerando prejuízos à sua saúde física e psicossocial. Portanto, faz-se oportuna a abordagem holística do enfermeiro, a fim de compreender o indivíduo em sua integralidade, avaliando fatores como histórico de saúde, hábitos de vida, rede de apoio social, aspectos ambientais, saúde psicológica e fatores de risco que possam interferir no processo saúde-doença. Desse modo, espera-se que os profissionais da enfermagem forneçam subsídios para a prevenção de doenças e agravos na fase adulta, bem como promover hábitos de vida saudáveis que proporcionarão um envelhecimento hígido (WHO, 2024).

Outro importante ciclo de vida é o envelhecimento. A avaliação da capacidade e das funções da pessoa idosa é fundamental para a prestação de serviços de saúde, e essa análise identifica problemas relacionados às atividades que o idoso consegue ou não executar. Juntamente a essa verificação, é necessário perceber o que desencadeia os problemas para ofertar cuidados adequados. Para uma avaliação funcional correta, é essencial um diagnostico geriátrico que identifique as atividades da vida diária (AVD) e o estado físico, mental, social e até ambiental, pois esses fatores são influenciadores nas intervenções. Na terceira idade, a autonomia deve ser sempre incentivada, ainda que por meio de atividades simples, inseridas conforme as capacidades do idoso, que não deve ser diminuído ou desrespeitado (Oguisso; Schmidt, 2019).

Em muitas situações, a velhice é associada a um retorno à infância. O tratamento destinado aos idosos é, por vezes, representado por expressões infantis e de menosprezo à sua capacidade de decisão. Essa aproximação entre infância e velhice acaba por promover uma concepção de dependência da pessoa idosa, aspecto social errôneo que resulta em uma percepção por parte da sociedade de que o envelhecimento é um processo que torna as pessoas inativas, fracas e inúteis (Cunha et al., 2012).

Apesar de o paciente idoso demandar cuidados especiais, sua autonomia deve ser preservada. A garantia do direito ao autogoverno é central para um envelhecimento saudável, e a promoção da dignidade, da integridade e da liberdade de escolha é fundamental para a plenitude da qualidade de vida do paciente idoso. Assim, o paciente deve ser claramente comunicado sobre seu diagnóstico, sendo necessário obter seu consentimento para a realização de tratamentos, exames e procedimentos (Cunha et al., 2012).

Contudo, quando o idoso está gravemente enfermo ou limitado não pode decidir pelos rumos de seu tratamento. Nesses casos, em que a autonomia se encontra comprometida, a vontade expressa do idoso anteriormente às suas limitações deve ser seguida; ou, quando não há a manifestação prévia, as decisões da equipe profissional acontecem sob autorização da família ou com base em princípios éticos (Cunha et al., 2012).

A beneficência, a justiça, a ética e o respeito formam a base para a reflexão do enfermeiro sobre necessidades de cuidados ao idoso, em especial aos menos favorecidos economicamente ou acometidos por limitações físicas, mentais ou cognitivas graves. É necessário ao enfermeiro, cuidador familiar, formal ou informal, ser dotado de paciência e abnegação, ter entendimento acerca das mudanças corporais e psíquicas às quais o idoso está sujeito e principalmente absorver o fato de que o envelhecer é algo inerente ao ciclo da vida humana (Oguisso; Schmidt, 2019).

1.3 Conduta perante a diversidade racial, étnica e cultural brasileira

O Brasil é mundialmente conhecido por sua variedade cultural, racial e étnica. A diversidade de sua população varia de acordo com regiões geográficas, questões socioeconômicas, fatores históricos e políticos, variantes raciais, religiosas e culturais. O profissional de saúde tem de estar atento a tais aspectos, pois esses parâmetros influenciam a prestação de serviços, relacionando-se não somente com a saúde física, mas também mental, social e com a interação entre a equipe de enfermagem e o paciente.

A seguir, abordaremos algumas populações brasileiras, suas peculiaridades e necessidades especiais referentes a atendimentos de saúde.

1.3.1 Saúde da população negra

De acordo com o censo demográfico de 2010, do Instituto Brasileiro de Geografia e Estatística (IBGE), pessoas negras constituem mais da metade da população brasileira (50,7%). Sendo a maioria da população, merecem destaque nas ações gerais de saúde (Brasil, 2017c).

Nesse sentido, a Política Nacional de Saúde Integral da População Negra (PNSIPN) é um compromisso do Ministério da Saúde com o combate às desigualdades no Sistema Único de Saúde (SUS) e nos cuidados de saúde da população negra de maneira integral, observando que ações antiéticas em saúde são oriundas de processos socioeconômicos e culturais errôneos. Entre essas ações antiéticas está o racismo, que contribui com a morbimortalidade das populações negras brasileiras (Brasil, 2017c).

Para a implementação da PNSIPN, é preciso que gestores, movimentos sociais e profissionais de saúde se dediquem à melhoria das condições de saúde da população negra, reconhecendo as vulnerabilidades dessa população e o racismo como um determinante social em saúde (Brasil, 2017c).

Pessoas negras têm maiores riscos de desenvolver determinadas condições de saúde; por isso, conhecer essas peculiaridades se faz essencial em um atendimento humanizado. As enfermidades mais comuns entre essa população são:

- **Anemia falciforme** – Doença hereditária, decorrente de uma mutação genética ocorrida há milhares de anos, no continente africano. A doença, que chegou ao Brasil pelo tráfico de escravos, é causada por um gene recessivo, que pode ser encontrado em frequências que variam de 2% a 6% na população brasileira em geral, e de 6% a 10% na população negra.

- **Diabetes *mellitus* (tipo II)** – Esse tipo de diabetes se desenvolve na fase adulta e evolui causando danos em todo o organismo. É a quarta causa de morte e a principal causa de cegueira adquirida no Brasil. Essa doença atinge com mais frequência os homens negros (9% a mais que [sic] os homens brancos) e as mulheres negras (em torno de 50% a mais do que as mulheres brancas).

- **Hipertensão arterial** – A doença, que atinge 10% a 20% dos adultos, é a causa direta ou indireta de 12% a 14% de todos os óbitos no Brasil. Em geral, a hipertensão é mais alta entre os homens e tende ser mais complicada em negros, de ambos os sexos.

- **Deficiência de glicose-6-fosfato desidrogenase** – Afeta mais de 200 milhões de pessoas no mundo. Apresenta frequência relativamente alta em negros americanos (13%) e populações do Mediterrâneo, como na Itália e no Oriente Médio (5% a 40%). A falta dessa enzima resulta na destruição dos glóbulos vermelhos, levando à anemia hemolítica e, por ser um distúrbio genético ligado ao cromossomo X, é mais frequente nos meninos. (Brasil, 2017c, p. 10, grifo do original)

A literatura evidencia que pessoas negras têm maiores riscos de morbilidade e mortalidade para inúmeras patologias e agravantes de saúde por comporem grupos populacionais que, historicamente, foram negligenciados e submetidos a baixa proteção, limitada oferta de emprego, educação, moradia, entre outros aspectos. A dificuldade de acesso a cuidados de saúde resultam em maior risco de óbito. Por isso, as políticas públicas de saúde devem garantir condições de subsistência e melhor qualidade de vida, bem como aos serviços de saúde (Santos et al., 2020).

1.3.2 Saúde da população indígena

No Brasil, de acordo com Mendes et al. (2018), vivem mais de 890 mil indígenas, distribuídos em todos os estados, o que corresponde a 0,4% da população brasileira.

Visando atender às necessidades dessas pessoas, o SUS dispõe da Política Nacional de Atenção à Saúde dos Povos Indígenas, reconhecendo as especificidades étnicas e culturais, os direitos territoriais e as peculiaridades de saúde dessa população. Para a implementação dessa política, faz-se necessária uma organização diferenciada dos serviços destinados à proteção, à promoção e à recuperação da saúde, proporcionando aos indígenas o exercício de sua cidadania. Isso demanda, ainda, uma rede de serviços nas terras indígenas para superar as deficiências de cobertura e acesso ao SUS a essa população (Brasil, 2002b).

É de extrema importância a adoção de metas que visem ao aperfeiçoamento do funcionamento do SUS, tornando eficaz a aplicação das diretrizes de descentralização, universalidade, igualdade, participação comunitária e controle social. Nesse âmbito, a atenção à saúde tem de ser equitativa, considerando as especificidades culturais, epidemiológicas e operacionais desses brasileiros (Brasil, 2002b).

Referente aos aspectos peculiares de condições de saúde, os indígenas estão mais propensos a apresentar um perfil que se configura com alta complexidade. As doenças infectocontagiosas são as principais causas de morbimortalidade, mas as doenças e os agravos não transmissíveis passaram a ter destaque em um contexto de mudanças epidemiológicas ocorridas nas últimas décadas.

Entre as doenças transmissíveis estão a tuberculose, a malária, as hepatites virais, as doenças diarreicas, respiratórias e parasitárias (Borges; Silva; Koifman, 2020).

Vários fatores contribuem para esses quadros, como número elevado de habitantes por residência, precárias condições sanitárias, anemia, desnutrição, falta de acesso aos serviços de saúde e abandono do tratamento (Borges; Silva; Koifman, 2020).

São agravantes desse problema a precariedade na logística para distribuição de recursos específicos, questões econômicas e culturais, escassez de alimentos decorrente da degradação das áreas de plantio, indisponibilidade de pescados em razão da poluição dos rios, avanço do desmatamento e disputas territoriais (Rocha, Porto, Pacheco, 2019).

Por esses motivos, são prementes políticas voltadas à saúde dos povos indígenas, com reconhecimento integral de seus direitos, pressionando o sistema de saúde para atuar de modo mais abrangente, protetivo e respeitoso com relação a essa população (Rocha, Porto, Pacheco, 2019).

1.3.3 Saúde da população ribeirinha do Amazonas

A população ribeirinha vive às margens dos rios e lagos da Amazônia brasileira, distribuindo-se em uma grande área geográfica. O cotidiano dos ribeirinhos é determinado pelas dinâmicas das águas (cheias e vazantes), o que lhes impõe inúmeras restrições. A economia é centralizada em atividades de pesca e extrativismo vegetal, a escolaridade e a renda familiar são apresentadas em níveis baixos e a cultura está associada aos costumes indígenas (Gama et al., 2018).

Os ribeirinhos têm carências referentes a saneamento, energia elétrica, água tratada e, consequentemente, serviços de saúde. O acesso a tais direitos é restrito por questões econômicas, sociais, geográficas e de logística (Gama et al., 2018).

Essa população tem difícil acesso à saúde pela baixa cobertura generalizada, o que contribui significativamente para o agravamento de doenças infecciosas endêmicas da região que parecem ter associação importante no perfil epidemiológico. Outras doenças comuns da região são dores musculares relacionadas ao trabalho exaustivo dos moradores, problemas gastrointestinais, inflamações e anemias (Gama et al., 2018).

Essas características de vulnerabilidade devem ser consideradas na atenção do profissional de enfermagem de maneira especial, o qual deve sempre prestar assistência adequada àquele que mais necessita (Gama et al., 2018).

1.4 Especificidades no atendimento relacionadas a sexo, identidade de gênero e orientação sexual

Como seres biológicos, mas também sociais, muitas vezes por vivermos em comunidade, somos identificados por meio do gênero, algo que acaba sendo quase inevitável. Essas diferenças físicas, hormonais, sexuais e sociais podem ter reflexos nos procedimentos e nos serviços de saúde. Homens e mulheres apresentam diferenças anatômicas, físicas e psicológicas; por isso, demandam atendimentos específicos. Nesse contexto, também está inserida, não devendo ser ignorada, a população de lésbicas, *gays*, bissexuais, travestis e transexuais, que precisam receber cuidados adequados em saúde. Esses parâmetros serão abordados no decorrer de nossos estudos.

1.4.1 Saúde do homem

Geralmente, a população de sexo biológico masculino tende a buscar menos os serviços de saúde; por questões sociais, comportamentais ou de tradição, os homens não costumam procurar ou realizar atividades de autocuidado, já que existe a ideia errônea de que esse é um hábito feminino.

Na maioria das situações, os homens buscam recursos médicos com intenções corretivas, e não preventivas. Quase sempre o fazem em casos de urgência ou emergência, com níveis altos de gravidade e estágios avançados de condições de saúde. Procuram atendimentos em ambientes clínico-hospitalares somente após instalação de doença aguda ou crônica, na intenção de obter medicamentos, prescrições ou de solucionar situações específicas da saúde do homem, como disfunção erétil, obstrução urinária, suspeita de câncer de próstata, vasectomia e solicitação de preservativos (Moura et al., 2014).

Portanto, essa população também necessita de atenção, demandando estratégias e abordagens de saúde específicas. Nesse contexto, destacam-se medidas de prevenção e promoção da saúde, bem como a detecção precoce para minimização de agravos.

1.4.2 Saúde da mulher

Atualmente, as mulheres tendem a ser multitarefas, assumindo, além de funções domésticas e familiares, tarefas acadêmicas e laborais. Apesar de serem consideradas mais atentas à saúde, muitas vezes, essa sobrecarga de responsabilidades representa empecilhos para a efetivação do autocuidado.

Na maioria das vezes, os cuidados de saúde feminina se resumem a avaliações clínico-ginecológicas, acompanhamento de mudanças orgânicas, investigação de condições psicoemocionais, desenvolvimento de planejamento familiar e atos preventivos associados ao câncer de mama, câncer de colo uterino e doenças sexualmente transmissíveis, orientação sobre alimentação, atividades físicas, amamentação e puerpério, e retorno à atividade sexual (Corrêa et al., 2017).

No entanto, podemos considerar a integralidade no cuidado de saúde da mulher a concretização de práticas de atenção que permitam o acesso das mulheres a ações resolutivas conforme o ciclo de vida feminino e o contexto em que as necessidades são geradas. Nesse sentido, o cuidado deve ser inserido no acolhimento com atenção especial a suas demandas, valorizando-se a influência das relações de gênero, raça/cor, classe e geração no processo de saúde e de adoecimento (Coelho et al., 2009).

Todavia, evidências científicas relacionadas aos profissionais do campo da saúde feminina vêm identificando restrições para a construção da integralidade do cuidado. As equipes multiprofissionais, cuja formação se dá sob sujeição ideológica, desenvolvem, sobretudo, ações de caráter biológico, direcionadas à saúde sexual e reprodutiva, ignorando, muitas vezes, outros problemas vivenciados, o que contribui para desigualdades sociais diante da implementação das políticas públicas de saúde (Coelho et al., 2009).

Desse modo, o profissional de saúde deve perceber que a escuta, a responsabilidade e o fortalecimento de vínculos com a abordagem de gênero ofertam à mulher possibilidades de participação em um plano de reorganização das práticas direcionadas à integralidade do cuidado (Coelho et al., 2009).

1.4.3 Saúde da população LGBTQIAPN+

Moreira (2022, p. 5) explica que a sigla LGBTQIAPN+ marca um posicionamento de luta, resistência e orgulho de um movimento social que abrange

lésbicas (L: mulheres que se relacionam com mulheres), *gays* (G: homens que se relacionam com homens), bissexuais (B: pessoas que se relacionam com homens e mulheres), transexuais e travestis (T: quem passou por transição de gênero), *queer* (Q: pessoas que transitam entre os gêneros, como as *drag queens*), intersexo (I: pessoa com qualidades e características masculinas e femininas), assexuais (A: quem não sente atração sexual por quaisquer pessoas), pansexuais (P: quem se relaciona com quaisquer gêneros ou orientações/condições sexuais), não binário (N: quem não se percebe como pertencente a um gênero exclusivamente, cuja identidade e expressão não se limitam ao masculino e feminino, estando fora do binário de gênero e da cisnormatividade) e o símbolo aditivo "+(mais)" (+: outros grupos e variações de sexualidade e gênero).

Essa população passou a demandar maior visibilidade e igualdade de direitos. Resumidamente, a demanda dos movimentos organizados da população LGBTQIAPN+ está baseada em reivindicações nas áreas dos direitos civis, políticos e sociais, o que solicita uma atuação articulada e organizada de todas as áreas do Poder Executivo (Bezerra et al., 2019; Paulino; Rasera; Teixeira, 2019).

A população LGBTQIAPN+ também conta com especificidades de saúde que merecem ser conhecidas e respeitadas. Para uma melhor compreensão das peculiaridades de cada indivíduo inserido nesse grupo, inicialmente, é viável diferenciar orientação sexual de identidade de gênero.

A orientação sexual está relacionada à atração física, estética, sexual, emocional e/ou afetiva que um indivíduo sente por outro, podendo ser classificada em homossexual, heterossexual, bissexual e assexual. Já a identidade de gênero refere-se à discordância do papel de gênero em relação ao sexo biológico da pessoa. O gênero difere-se do sexo biológico por ser socialmente construído. Nesse contexto, enquadram-se as pessoas transexuais, que não se identificam com o gênero que lhes foi atribuído no nascimento. Vale ressaltar que a identidade de gênero independe da orientação sexual do indivíduo, já que são coisas completamente distintas, embora ainda sejam muito confundidas e mal interpretadas pela sociedade (Silva et al., 2017).

Essa população é vítima frequente de preconceito, discriminação, assédio moral, constrangimentos, violência física e verbal em diversos compartimentos sociais, inclusive em ambientes hospitalares. Essas e outras dificuldades são fatores limitantes ao acesso à saúde e ao autocuidado, causando forte influência nos atendimentos. Podemos exemplificar por meio das seguintes situações: o constrangimento da mulher lésbica em consultas ginecológicas; a prática sexual desprotegida na adolescência do homem homossexual em relacionamentos desconhecidos pelos familiares em razão da não aceitação (diferentemente de casais heterossexuais, que têm suas experiências afetivas mais próximas da família, viabilizando orientação e supervisão dos pais); a marginalização da mulher transexual pela sociedade e a consequente exclusão no mercado de trabalho, que a condiciona ao mundo da prostituição; entre diversos outros casos.

Outro fator importante referente à oferta de um tratamento mais humanizado para a população LGBTQIAPN+ é a adoção do uso do nome social nos serviços de saúde, um direito dos usuários do SUS que consiste em referir-se ao paciente de maneira oral ou escrita em prontuário utilizando o nome escolhido pelo usuário, e não o nome oficial do registro de nascimento. O não atendimento a esse direito configura-se como violência. Infelizmente, essa divergência, em que pessoas transsexuais são chamadas pelo nome atribuído em vez de seu nome social, ainda ocorre com demasiada frequência (Silva et al., 2017).

Esses e outros aspectos evidenciam o desconhecimento e o despreparo generalizado da grande maioria dos profissionais de saúde. Os temas relacionados com a população LGBTQIAPN+ tiveram pouca expressividade no cômputo geral das publicações médicas e científicas dos últimos 15 anos. No processo de formação profissional de médicos e enfermeiros, o tema é abordado de modo superficial, sem detalhamento sobre as peculiaridades desses pacientes, o que redunda na falta de planejamento na oferta de serviços de saúde (Bezerra et al., 2019).

O desafio dos profissionais de saúde não é somente a superação de preconceitos contra a população LGBTQIAPN+, ele está também diretamente relacionado ao reconhecimento humano, dos direitos, das demandas específicas, das necessidades de serviços de saúde que somente podem ser descritas pelo movimento LGBTQIAPN+. Contudo, tais necessidades poderão ser expressas abertamente pelo paciente se existirem serviços de saúde acolhedores, humanizados que proporcionem vínculo efetivo de confiança (Paulino; Rasera; Teixeira, 2019).

Preconceito, discriminação e intolerância podem ser fatores limitantes para a compreensão dessa questão em sua complexidade. É necessário reconhecer essa temática, compreendendo sua relevância para a formação na área de saúde atualmente. Há que se compreender também a complexidade do tema e buscar trabalhar seus aspectos históricos, políticos, culturais, bem como desenvolver estratégias efetivas de intervenção no acolhimento e na qualidade da atenção integral a essa clientela (Paulino; Rasera; Teixeira, 2019).

1.5 Cuidados oferecidos à pessoa com deficiência

"Cerca de 18,6 milhões de pessoas de 2 anos ou mais de idade do país (ou 8,9% desse grupo etário) tinham algum tipo de deficiência. Os dados são do módulo Pessoas com deficiência, da Pnad Contínua 2022" (Gomes, 2024). Claramente se trata de uma parcela significativa do público usuário de serviços de saúde.

O conceito de deficiência está relacionado a restrições sociais ou impedimentos de longo prazo, impostas às pessoas que têm variedade nas habilidades corporais, físicas, mentais, sensoriais, intelectuais ou cognitivas, podendo ser compreendida como uma manifestação da diversidade humana (Oguisso; Schmidt, 2019).

Existem inúmeros tipos de deficiências, sendo essa uma temática de grande diversidade e complexidade. Uma pessoa com deficiência (PcD), quando em ambiente hospitalar, precisa ser acolhida no âmbito geral de suas necessidades. Os tratamentos disponibilizados devem ser sempre respeitosos, humanizados e principalmente adaptados às características peculiares de cada sujeito.

Em virtude da grande demanda e da ampla cartela de variantes que surgem no referido âmbito, cabe ao profissional atender a PcD munido de conhecimentos e técnicas adequadas. Como exemplo, podemos citar a crescente porcentagem de pacientes com autismo nas redes de apoio à saúde. Dados publicados pelo

Centers for Disease Control and Prevention (CDC), nos Estados Unidos, relatam que o número de crianças com transtorno do espectro autista continua a aumentar, evidenciando um caso em cada 68 crianças, e quase todos os pacientes são providos de diagnóstico tardio (Rodrigues, et al., 2017). Esse grupo de pessoas, assim como os demais portadores de necessidades especiais, carece de cuidados específicos.

O espectro autista é caracterizado por dificuldade na comunicação, na interação social e no contato físico, isolamento, falta de curiosidade pelo outro, padrões repetitivos e restritos no comportamento, nas atividades e nos interesses. Por causa dessas especificidades, o enfermeiro precisa estar desprovido de preconceitos, atento às necessidades e ao sofrimento do outro, considerando que, em muitos casos, haverá a dificuldade de expressão oral por parte do autista (Magalhães et al., 2020).

Diferentes estratégias são empregadas no manejo da criança autista com o objetivo de conquistar resultados exitosos nos serviços, como a intervenção musical e o uso de recursos lúdicos, pois, em razão da variabilidade dos sintomas, a intervenção terapêutica interfere na qualidade de vida individual e familiar, na comunicação e nas relações sociais. Recursos como esses estimulam o paciente a expressar-se conforme suas potencialidades (Magalhães et al., 2020).

Infelizmente, o setor de saúde em nosso país vivencia inúmeras dificuldades para a plenitude e a excelência no atendimento a indivíduos que experimentam algum tipo de deficiência. Em geral, há profissionais que apresentam déficit de técnicas para consultar o paciente, bem como falta de preparo adequado para promover a autonomia, diagnosticar problemas de saúde e interagir com essa clientela, assim como questões de infraestrutura inadequada ao acolhimento e falta de recursos interativos (França et al., 2016).

A atenção à saúde da PcD diferencia-se entre o que é idealizado e o que existe na prática rotineira dos serviços de saúde, considerando que a sociedade demonstra não estar preparada para suprir integralmente as necessidades de saúde desse público, resultando em dificuldades para a efetivação da inclusão social e da acessibilidade e em agravamento da deficiência. Nesse âmbito, é importante refletir sobre o estabelecimento de estratégias que envolvam os familiares, a comunidade e os serviços e profissionais da saúde como forma de integralizar a assistência às necessidades dessa população (França et al., 2016).

Para saber mais

Caso deseje aprofundar conhecimentos a respeito da temática abordada neste capítulo, recomendamos a leitura do seguinte estudo:

LIMA, A. F. S. et al. Cuidados de enfermagem ao povo Warao: um relato de experiência baseado na teoria transcultural. **Revista da Escola de Enfermagem da USP**, n. 57, e20230035, 2023. Disponível em: <https://www.scielo.br/j/reeusp/a/MWTqzpFbVwdZ3C93kBWfZkC/?lang=pt&format=pdf>. Acesso em: 5 set. 2024.

Síntese

Neste capítulo, abordamos elementos essenciais para a formação do enfermeiro, incluindo a compreensão e o respeito às diferentes culturas, etnias, raças, deficiências, identidades de gênero, orientações sexuais, condições sociais, entre outras.

Questões para revisão

1. Sobre a transculturalidade na enfermagem, leia as afirmações a seguir:

   I) Desde as primeiras civilizações, o ser humano buscou explicar o processo saúde-doença por meio de fenômenos naturais, explicações míticas ou religiosas.

   II) Atualmente, com a evolução da medicina e de ciências correlatas, entende-se que as explicações ou rituais religiosos devem ser deixados de lado, cabendo aos profissionais de saúde orientar pacientes e familiares que se dediquem exclusivamente a tratamentos médicos.

   III) Na enfermagem transcultural, o enfermeiro deve reconhecer e valorizar aspectos culturais, religiosos, crenças, valores e costumes. Com isso, vislumbra-se impactar positivamente a gestão de cuidados, promovendo a satisfação de paciente e familiares.

   IV) Imogene King, teorista em enfermagem, foi responsável pela formulação da teoria do cuidado cultural.

   V) A enfermagem transcultural é de grande aplicabilidade no Brasil. Tal afirmação pode ser justificada, por exemplo, pela grande miscigenação do povo brasileiro.

   Estão corretas as afirmações:

   a) I, II, III e IV.
   b) I, III e V.

c) I, III, IV e IV.
d) II, II e V.
e) I, II, III, IV e V.

2. Segundo o Ministério da Saúde (Brasil, 2017c, p. 7):

> A Política Nacional de Saúde Integral da População Negra (PNSIPN) é um compromisso firmado pelo Ministério da Saúde no combate às desigualdades no Sistema Único de Saúde (SUS) e na promoção da saúde da população negra de forma integral, considerando que as iniquidades em saúde são resultados de injustos processos socioeconômicos e culturais – em destaque, o vigente racismo – que corroboram com a morbimortalidade das populações negras brasileiras.

De acordo com essa afirmação e o conteúdo abordado no capítulo, no que se refere aos aspectos inerentes à saúde da população negra, marque a alternativa correta:

a) O diabetes *mellitus* do tipo I, doença de maior prevalência na população negra, manifesta-se em todas as idades, acarretando complicações letais, como a cegueira e a neuropatia.

b) A anemia falciforme pode ser encontrada em frequências que variam de 6% a 10% na população negra. Tal prevalência nessa população justifica-se pelo baixo consumo de alimentos ricos em ferro, decorrência da privação econômica e alimentar.

c) A hipertensão arterial sistêmica (HAS) não tratada aumenta o risco de desenvolvimento de patologias cardiovasculares, insuficiência renal e acidente vascular encefálico (AVE). Todavia, tais consequências da HAS tendem a ser mais brandas na população negra.

d) A deficiência de glicose-6-fosfato desidrogenase resulta na hemólise (destruição dos glóbulos vermelhos), acarretando anemia do tipo falciforme.

e) A população negra apresenta determinantes sociais e vulnerabilidades especificas que devem ser consideradas no atendimento de saúde, uma vez que apresenta limitações no acesso a serviços de saúde.

3. No Brasil, grande parte dos indígenas encontra-se em situação de vulnerabilidade social e econômica, o que afeta diretamente o acesso aos serviços de saúde. No que se refere a doenças e agravos mais prevalentes, mencione ao menos três afecções mais frequentes nessa população.

4. Com relação à assistência de enfermagem nos diferentes ciclos de vida, considere as afirmações a seguir e marque V para as verdadeiras e F para as falsas.

( ) A enfermagem está intimamente ligada ao cuidado humano, o ato de cuidar abrange o paciente em todas as fases de sua vida, excetuando-se os cuidados pós-morte.

( ) Características de fragilidade, vulnerabilidade e incapacidade de decisão são comuns à infância, especialmente no período de hospitalização.

( ) A adolescência, fase de transformações biopsicossociais, necessita de cuidados direcionados. Nesse sentido, os serviços de saúde brasileiros, no geral, têm demonstrado excelência no atendimento a adolescentes, contando com profissionais especializados no cuidado a essa fase.

( ) Na fase adulta, alguns fatores prejudicam o autocuidado e a busca por atendimento nos serviços de saúde, entre eles inserção no mercado de trabalho, rotinas exaustivas, relações matrimoniais e familiares, problemas financeiros, entre outras preocupações e encargos que fazem parte da realidade da pessoa adulta.

( ) Em decorrência do processo de envelhecimento, idosos apresentam limitações psíquicas, cabendo sempre aos familiares a tomada de decisão quanto aos cuidados de saúde.

Agora, marque a alternativa que apresenta a sequência correta de preenchimento:

a) F, F, V, V, F
b) V, V, F, V, F
c) F, F, V, V, V
d) V, V, F, F, F
e) F, V, F, V, F

5. No que se refere à população LGBTQIAPN+, diferencie orientação sexual de identidade de gênero.

Questões para reflexão

1. Situações envolvendo preconceito e desrespeito às minorias são comuns em nosso país. Infelizmente, nem todos os profissionais de saúde estão preparados para lidar com a diversidade. Suponha que você seja coordenador responsável por um centro de testagem e aconselhamento (CTA), estabelecimento de saúde articulado aos demais serviços do SUS que desenvolve ações de promoção, prevenção, tratamento e diagnóstico de infecções sexualmente transmissíveis. Ao presenciar um atendimento realizado por um médico novo no CTA a uma

mulher transexual, você nota que ela está bastante desconfortável. Durante a consulta médica, o profissional insiste em chamar a mulher pelo pronome masculino, desrespeitando seu desejo de ser chamada pelo nome social. Sabendo que tal atitude é discriminatória, prejudica o vínculo entre profissional e paciente e, consequentemente, impacta negativamente a adesão a cuidados e orientações da equipe de saúde, qual seria sua atitude diante dessa situação?

2. Imagine que você seja enfermeiro de um pronto atendimento de um hospital especializado em trauma e recebe uma paciente mulçumana vestindo uma burca. Essa paciente apresenta uma hemorragia aparente de etiologia e complexidade desconhecidas e, embora debilitada, ela recusa-se a retirar seus trajes para ser examinada pela equipe. O que você faria nessa situação?

3. A invasão de terras indígenas é, infelizmente, uma prática comum no Brasil para fins de garimpo ilegal de metais e de desmatamento, este último sendo motivado por interesses de madeireiros ou de pecuaristas. Tais crimes geram impactos ambientais, como diminuição da mata nativa, aquecimento global, poluição do ar, contaminação da água e morte de animais de diversas espécies. Como tais situações podem impactar o processo saúde-doença da população indígena?

Capítulo 2
Cuidado humano
e cuidado em enfermagem

Vitor Mocelin Zacarkim

Conteúdos do capítulo:

- Definição de cuidado.
- Fatores históricos sobre cuidado.
- Abordagens, aplicações e subdivisões de cuidado.
- Cuidado no trabalho do enfermeiro.
- Importância do autocuidado.
- Autonomia na manutenção da saúde.

Após o estudo deste capítulo, você será capaz de:

1. explicitar a importância e a essência do cuidado nas relações humanas;
2. qualificar o cuidado como um fenômeno inerente à enfermagem;
3. utilizar o autocuidado como ferramenta da assistência de enfermagem em diferentes cenários;
4. identificar e avaliar fragilidades inerentes aos cuidadores por meio da aplicação de instrumentos validados, viabilizando intervenções de enfermagem;
5. reconhecer a importância do autocuidado e da manutenção da saúde mental dos profissionais da saúde.

O cuidado humano acompanha o homem desde que passou a conviver em grupos e sociedades. Uma vez que o cuidado requer atenção, zelo e responsabilidade, é comum associá-lo à enfermagem, tida como arte, ciência e profissão do cuidado. Profissionais de enfermagem têm papel fundamental no processo de prevenção, tratamento e recuperação da saúde, sendo o cuidado um elemento essencial para o enfermeiro no desempenho de suas ações.

2.1 O cuidado nas relações humanas

A palavra *cuidado* deriva do latim *cogitatus*, que significa "meditado, pensado e refletido" (Contatore; Malfitano; Barros, 2017, p. 554). Adaptando o termo à língua portuguesa, podemos defini-lo como atenção especial, preocupação, precaução, carinho, zelo, responsabilidade, trabalho, incumbência, encargo, cautela e dedicação destinados a pessoas ou objetos. O cuidado é o oposto de impensado, descaso, desmazelo, negligência e descuido (Contatore; Malfitano; Barros, 2017).

De modo geral, quase sempre associamos o cuidado ao âmbito da interação social, da ajuda, do auxílio e do apoio intensificados. O cuidado é um parâmetro importante para a preservação da humanidade, do meio ambiente, da sociedade, do círculo familiar e do patrimônio, entre outros elementos (Contatore; Malfitano; Barros, 2017).

O ato de cuidar é executado pelo ser humano desde o início das civilizações. É algo comum à rotina das pessoas em inúmeros aspectos. Entretanto, apenas surge quando algo ou alguém é importante para seu cuidador; quando a inquietação em relação ao outro é despertada e, consequentemente, surge uma impulsão de esforços para proteção e preservação integrais do que é valioso para a pessoa. O cuidado está repleto de peculiaridades, variedades, níveis e detalhes, relacionando-se basicamente às coisas e aos outros de forma teórica e prática (Silva et al., 2009).

O cuidado é algo que está ligado de modo inseparável à nossa natureza, fazendo constantemente parte de nossos instintos. Recebemos e oferecemos cuidado desde nosso nascimento até nossa finitude. Podemos citar inúmeros exemplos associados ao cuidado de maneira geral: uma dedicada mãe em relação aos seus filhos, o zelo de um ambientalista para com a fauna e a flora, um profissional competente durante ações de trabalho ou até mesmo a estima de um colecionador por seus itens (Brasil, 2008; Dallabona; Silva, 2016).

Todavia, o cuidar não se resume a ações, técnicas ou regras. Consiste em uma atitude que, quando inserida em equilíbrio e bom senso, estimula comportamentos de benevolência, como compaixão, solidariedade, respeito, altruísmo, filantropia, abnegação e envolvimento afetivo. Cuidar é servir, é oferecer-se ao outro em forma de serviço, dispondo de seus talentos, preparos, resultados e escolhas (Brasil, 2008; Dallabona; Silva, 2016).

2.2 O cuidado em enfermagem

O cuidado é o ponto central e talvez o maior objetivo na enfermagem. Sem ele, seria impossível ou inviável a prática de qualquer ato dessa profissão. O cuidado está diretamente ligado ao fator humano, sobretudo em sua vulnerabilidade e, consequentemente, na recuperação da saúde das pessoas (Sebold et al., 2016).

O cuidado é um fenômeno universal que influencia o comportamento e as relações humanas, sendo alvo de estudo na enfermagem sob perspectivas éticas, filosóficas e práticas desde os primórdios da profissão. Historicamente, a enfermagem tem se destacado como uma profissão de execução do cuidado, de maneira sistematizada, organizada e embasada na ciência. O cuidado, em todos os conceitos a ele relacionados, norteia o exercício profissional da enfermagem nos mais variados cenários de atuação da prática clínica dos enfermeiros (Souza et al., 2006; Potter; Perry, 2013).

A discussão sobre esse tema deve ser o fundamento no processo de formação do enfermeiro. Os conhecimentos a respeito do cuidar precisam ser aprofundados para viabilizar uma assistência adequada àquele que necessita do cuidado. Este deve ser prioridade nas ações de saúde, promovendo autonomia, bem-estar e atenção individualizadas (Sebold et al., 2016).

Na enfermagem, o ato de cuidar deve ser holístico, valorizando a compreensão da vida humana e seu valor inestimável, os sentimentos, a troca de informações e experiências. Esses fatores se evidenciam por meio do contato direto com o paciente, permitindo uma percepção das necessidades mais urgentes do indivíduo. Na abordagem holística, o enfermeiro deve compreender o paciente em suas demandas e em sua totalidade, baseando-se na integralidade do indivíduo para além de seu estado atual de doença. Nesse sentido, o cuidado baseado na integralidade precisa englobar aspectos objetivos e subjetivos do sujeito, tanto físicos e psicológicos quanto sociais e espirituais (Souza et al., 2006; Silva et al., 2009).

Cuidar de outro ser humano seguindo padrões éticos requer não somente habilidades e preparo técnico, mas flexibilidade no que diz respeito à compreensão e à oferta de afeto e empatia. O corpo biológico é o meio de acesso direto ao trabalho do enfermeiro; porém, o paciente deve ser zelado, não somente na parte física, mas em sua totalidade, sendo respeitados aspectos psíquicos, éticos, morais, sociais e religiosos. A pessoa deve ser considerada como alguém que expressa sentimentos, desejos, necessidades e crenças, e não apenas um meio receptor de condições de saúde que devem ser reestabelecidas (Barros, 2016).

São inúmeros os parâmetros éticos e legais que devem ser seguidos pelo profissional de enfermagem no que concerne ao cuidado. Cada um deles tem sua importância e sempre deve ser observado na atuação da enfermagem. Entre eles podemos citar o respeito à autonomia e o autogoverno do paciente, que deve ter suas decisões e seus desejos respeitados. Nesse sentido, o enfermeiro deve obter o consentimento do paciente para realizar quaisquer ações de cuidado ou procedimentos. Em casos de autonomia reduzida ou inexistente, o enfermeiro é responsável pelo incapacitado, devendo priorizar sua proteção, com o objetivo de alcançar a melhor decisão nos limites da ética e da legalidade (Barros, 2016; Fontes; Barbosa; Brito, 2020).

Outro aspecto fundamental para o bom andamento dos cuidados de enfermagem é a comunicação. O enfermeiro deve manter diálogo adequado, simples e de fácil compreensão com todo tipo de pessoa, considerando fatores culturais, sociais e de escolaridade, bem como estar apto e mostrar-se solícito a responder perguntas (Barros, 2016).

Outro fator no cuidado é a privacidade do paciente, que deve ter sua intimidade respeitada. Aspectos de anonimato, sigilo e confiabilidade devem ser preservados, exceto na possibilidade de dano físico ou benefício real ao cliente. São comuns conflitos e desafios no ambiente hospitalar em inúmeros aspectos; não obstante, o paciente sempre deve ser tratado com justiça no exercício da ética e da moralidade (Oguisso; Schmidt, 2019).

Reforçamos que o cuidado está associado ao bom trato, à solicitude, à atenção e ao zelo. No entanto, o cuidado de enfermagem não se resume a essas qualidades, já que também se faz necessária a junção desses preceitos ao embasamento científico e ético da profissão.

Nesse sentido, o enfermeiro deve estar apto, técnica e cientificamente, ao exercício do cuidado, e tem de conhecer a legislação específica da profissão. O Código de Ética dos Profissionais de Enfermagem, aprovado pela Resolução do Conselho Federal de Enfermagem (Cofen) n. 564, de 6 de novembro de 2017 (Brasil, 2017b), é um bom exemplo de instrumento legal que norteia o enfermeiro quanto às qualidades básicas para a execução do cuidado, como respeito à autonomia, confidencialidade, justiça, beneficência e outros valores ético-morais. Dessa forma, garante-se o bom desempenho da profissão, o zelo da imagem dessa profissão e, principalmente, do cuidado ao ser humano.

2.3 O autocuidado como estratégia para a manutenção da saúde

Autocuidado significa basicamente cuidar de si mesmo. Compreende as atitudes, as ações e os comportamentos que rendem benefício próprio, com a finalidade de promover a saúde, a preservação e a manutenção da vida (Oliveira, 2011).

Nesse âmbito, compreendemos que cuidar do outro representa desprendimento, doação, abnegação e solidariedade. Por sua vez, o autocuidado é uma atividade que o indivíduo realiza para ele mesmo e com um objetivo; é uma ação desenvolvida em situações concretas de sua rotina, as quais são dirigidas a ele mesmo ou ao controle de fatores que afetam seu progresso, sua saúde, seu bem-estar, sua autoestima e sua autonomia (Baquedano et al., 2010; Minahim, 2020).

A autonomia está diretamente ligada ao autocuidado:

Autonomia vem do grego – *auto*, que quer dizer "próprio" ou "para si mesmo", e *nomos*, que quer dizer "lei" ou "norma". Assim, autonomia seria a capacidade do indivíduo para definir suas próprias regras e limites, opondo-se à heteronomia, que indica o estado daquele ou daquilo que é regrado, determinado por outro. (Oliveira, 2011, p. 186)

Desde o início de sua existência, os movimentos de promoção da saúde exaltam a importância da autonomia dos sujeitos para o cuidado de si. A autonomia é a essência da promoção da saúde e, para que ela se efetive, é necessário capacitar os indivíduos para zelarem por si mesmos, o que deve acontecer por meio de ações educativas para os pacientes e seus cuidadores (Baquedano et al., 2010).

A Organização Mundial da Saúde (OMS) recomenda a educação para o autocuidado com atenção à prevenção e ao tratamento das enfermidades crônicas; a educação para pessoas com problemas crônicos de saúde deve oferecer suporte para o aprimoramento das habilidades de autocuidado, a fim de responsabilizar as pessoas por sua saúde e auxiliá-las na convivência com a enfermidade, modificando hábitos e estimulando a autoconfiança, independentemente da gravidade da enfermidade (Baquedano et al., 2010; Oliveira, 2011).

Nesse sentido, a educação para o autocuidado é considerada um componente da gestão das doenças crônicas e da preservação de uma condição admissível da funcionalidade, pois o autocuidado possibilita que o enfermo observe e reconheça autonomamente sintomas, determine o grau da sintomatologia e escolha estratégias apropriadas para minimizar esse impacto. Essas intervenções educacionais visam fornecer informações para as pessoas sobre sua condição e seu tratamento, bem como prepará-las acerca de automonitorização, percepção e identificação de mudanças na funcionalidade, avaliação da severidade e possíveis riscos dessas mudanças, além de ofertar opções para administrar essas alterações, bem como para selecionar e desempenhar ações apropriadas (Galvão; Janeiro, 2013).

Ademais, autocuidado também se aplica à pessoa acamada ou com capacidade reduzida, que, mesmo necessitando de auxílio, pode realizar certas atividades autonomamente. O enfermeiro, familiar ou cuidador deve observar e identificar o que o paciente pode fazer por si, avaliar as condições e ajudar na execução das atividades, estimulando a pessoa cuidada a conquistar a autonomia, mesmo que em ações cotidianas simples. Atividades corriqueiras e simples para a maioria das pessoas podem ter grande importância para um portador de condições de saúde. Nesses casos, o objetivo do autocuidado são as ações que, seguindo um padrão, contribuem de maneira específica para a integridade e as funções do desenvolvimento humano (Brasil, 2008; Silva et al., 2009).

Portanto, o autocuidado se refere às ações que as pessoas adotam em benefício de sua própria saúde e de seu bem-estar físico e mental, como comportamentos positivos que influenciam a prevenção e o controle de doenças e agravos. É um conjunto de atividades que o indivíduo inicia e executa para obter qualidade de vida. Sob essa perspectiva, o autocuidado também pode ser compreendido como uma estratégia no cuidado de enfermagem, visto que, por meio de orientações e intervenções executadas pelo enfermeiro, o paciente pode desempenhar ações de autocuidado em prol de sua saúde (Brasil, 2008; Galvão; Janeiro, 2013).

Para a melhor compreensão da importância do autocuidado no contexto da enfermagem, citamos como exemplo a pessoa com diabetes, que necessita ter participação ativa no monitoramento de seu processo saúde-doença. Por meio de intervenções e cuidados de enfermagem, o paciente pode desempenhar seu autocuidado com a seleção da qualidade e da quantidade de alimentos ingeridos, a definição do número de refeições, a prática de atividade física, a automonitorização da glicemia capilar, os cuidados com os pés, o uso adequado de medicamentos, o conhecimento de sinais e sintomas da doença, entre outros cuidados (Baquedano et al., 2010; Galvão; Janeiro, 2013).

Também vale mencionar a relevância do autocuidado em pessoas ostomizadas (que passaram por um procedimento cirúrgico para confecção de uma abertura de comunicação corpórea com o meio exterior para eliminação de fezes ou urina, por exemplo). O autocuidado nesses casos é fundamental para a qualidade de vida e a adoção de uma rotina que respeite as limitações da pessoa. O indivíduo deve estar ciente da importância de hábitos alimentares e de higiene saudáveis. A troca da bolsa coletora deve ser realizada com frequência, e o usuário deve estar apto para esse procedimento, bem como atento a possíveis complicações no estoma, devendo também ter precaução para evitar feridas causadas por traumas ou atritos. Sob orientação do enfermeiro, o paciente portador da ostomia pode, em seu cotidiano, adaptar-se a sua condição de saúde, sempre praticando o autocuidado.

2.4 Cuidando do cuidador

O cuidador é aquele que cuida de outrem, geralmente adoecido, sendo dotado de qualidades como respeito, altruísmo, responsabilidade, empatia e solidariedade. Nesse sentido, o cuidador pode ser um profissional contratado ou algum familiar ou amigo que presta cuidados. Sob essa perspectiva, vale citar algumas definições de *cuidador* elencadas pelo Ministério da Saúde:

> O cuidador formal é o profissional preparado em uma instituição de ensino para prestar cuidados no domicílio, segundo

as necessidades específicas do usuário; o cuidador informal é um membro da família, ou da comunidade, que presta qualquer tipo de cuidado às pessoas dependentes, de acordo com as necessidades específicas. Entre os cuidadores formais e informais, existem aqueles que desempenham um papel principal e outros que desempenham um papel secundário no auxílio. O cuidador principal assume total ou maior parte da responsabilidade de cuidar e é ele quem realiza a maioria das atividades. Os cuidadores secundários são aqueles familiares, amigos, vizinhos, voluntários ou profissionais que complementam o auxílio, geralmente exercendo menor apoio. (Brasil, 2012b, p. 82)

Independentemente da condição de formação ou vínculo com o paciente, a função de cuidador não se limita ao monitoramento de atividades cotidianas dos indivíduos, sejam eles saudáveis, sejam eles enfermos, acamados ou com capacidades reduzidas. A função do cuidador é acompanhar e auxiliar a pessoa enferma, fazer atividades e ações que ela não pode realizar sozinha. O cuidador atua como uma ligação entre a pessoa a ser cuidada, a família e a equipe de saúde. Ele precisa ser solidário e apto a ouvir, ajudar nos cuidados de higiene, alimentação, locomoção, nas atividades físicas e de lazer, administrar medicamentos prescritos, além de estar atento a mudanças no estado de saúde para a melhoria da qualidade de vida daquela pessoa que necessita de cuidados (Brasil, 2008; Oliveira; Lucena; Alchieri, 2014).

Destacamos que técnicas e procedimentos de profissões legalmente estabelecidas, por exemplo, da área da enfermagem, não devem fazer parte das atividades rotineiras do cuidador pessoal. Também é válido ressaltar que, em muitas situações de vulnerabilidade de saúde, não é possível escolher o cuidador, principalmente quando a pessoa a ser cuidada é um membro familiar. Por esse motivo, o cuidador desempenha um trabalho de abnegação, porém complexo, imiscuído de diferentes e contraditórios sentimentos (Oliveira; Lucena; Alchieri, 2014).

O ato de cuidar é repleto de peculiaridades e pode estar imerso em desafios. Tanto o cuidador quanto a pessoa a ser cuidada podem apresentar sentimentos diversos e opostos, como raiva, culpa, medo, angústia, confusão, cansaço, estresse, tristeza, nervosismo, irritação, choro, temores em relação à morte ou invalidez. Viegas, Fernandes e Veiga (2018, p. 2) enfatizam que o cuidado "leva o cuidador à exposição de uma elevada carga física e psicológica perante a qual pode incorrer num conjunto de sintomas que constituem um padrão disfuncional identificado como 'estresse do prestador de cuidados' ou 'sobrecarga do papel do cuidador'".

A presença desses sentimentos é comum e inerente a uma rotina de cuidados. Por esse motivo, tais sentimentos precisam ser compreendidos, pois fazem parte da relação do cuidador com a pessoa cuidada. É importante que o cuidador perceba as reações adversas e procure manter o controle. Ele deve compreender que a pessoa cuidada tem comportamentos que podem dificultar o serviço prestado, como em casos de negação à alimentação ou higiene. É preciso que o cuidador reconheça as dificuldades em prestar o auxílio quando a pessoa cuidada não se disponibiliza, visando equilibrar sentimentos negativos (Brasil, 2008; Oliveira; Lucena; Alchieri, 2014).

O estresse pessoal e emocional do cuidador principal é enorme e, consequentemente, ele necessita manter sua integridade física e emocional para planejar maneiras de convivência. Adotar a aceitação desses inúmeros sentimentos como um processo normal de crescimento psicológico talvez seja o primeiro passo para a manutenção de uma boa qualidade de vida (Brasil, 2008; Oliveira; Lucena; Alchieri, 2014).

Demandas físicas e emocionais envolvidas com cuidado podem levar à exaustão até a pessoa mais resiliente. Por isso, é de extrema importância que o cuidador faça uso de recursos e ferramentas disponíveis para auxílio no processo de cuidar, cabendo ao enfermeiro, como membro da equipe de saúde, orientar cuidadores e familiares quanto às medidas que minimizem o estresse relacionado aos cuidados com o paciente. É recomendado ao cuidador aceitar ajuda na rotina de cuidados do enfermo, dividir tarefas, sentimentos e dificuldades com alguém disposto a oferecer auxílio e serviço, estabelecer metas reais no cuidado do necessitado, participar de grupos de apoio e estabelecer tópicos de atenção à própria saúde, pois, se o cuidador estiver demasiadamente fragilizado, não poderá cuidar com eficácia de um sujeito com limitações gerais (SBGG, 2024).

Reconhecendo-se os desafios enfrentados no processo de cuidar, profissionais da área de saúde têm elaborado escalas e instrumentos para avaliar a sobrecarga dos cuidadores. Dessa maneira, caso julgue necessário, o enfermeiro pode fazer uso desses instrumentos para avaliar a saúde e o estresse do cuidador principal, com o intuito de estabelecer intervenções e orientações, educando e ajudando cuidadores amplamente fragilizados (Brasil, 2013b).

Um método útil para avaliar a sobrecarga e o estresse do cuidador é a escala de Zarit, que consiste em um questionário contendo sete perguntas simples e de fácil compreensão para o cuidador (Quadro 2.1). A cada pergunta, o cuidador deve relatar a frequência daquilo que lhe foi questionado, e cada resposta tem uma pontuação equivalente ao estresse expressado, sendo as opções: nunca (1 ponto); raramente (2 pontos); algumas vezes (3 pontos); frequentemente (4 pontos); sempre (5 pontos). O estresse dos cuidadores é avaliado pela soma da pontuação. Um escore de até 14 pontos aponta nível leve; entre 15 e 21 pontos o estresse é considerado moderado; acima de 22 pontos o estresse é tido como grave. Com base no resultado apresentado, é possível avaliar as necessidades mais urgentes do cuidador, sendo tais necessidades relacionadas à saúde física ou mental (Brasil, 2013b).

Quadro 2.1 – Escala de Zarit para avaliação da sobrecarga do cuidador

1. Sente que, por causa do tempo que utiliza com o seu familiar/doente já não tem tempo suficiente para você mesmo?				
Nunca	Quase nunca	Às vezes	Frequentemente	Quase sempre
1	2	3	4	5
2. Sente-se estressado/angustiado por ter que cuidar do seu familiar/doente e ao mesmo tempo ser responsável por outras tarefas? (ex.: cuidar de outros familiares, ter que trabalhar).				
Nunca	Quase nunca	Às vezes	Frequentemente	Quase sempre
1	2	3	4	5
3. Acha que a situação atual afeta a sua relação com amigos ou outros elementos da família de uma forma negativa?				
Nunca	Quase nunca	Às vezes	Frequentemente	Quase sempre
1	2	3	4	5
4. Sente-se exausto quando tem de estar junto do seu familiar/doente?				
Nunca	Quase nunca	Às vezes	Frequentemente	Quase sempre
1	2	3	4	5
5. Sente que sua saúde tem sido afetada por ter que cuidar do seu familiar/doente?				
Nunca	Quase nunca	Às vezes	Frequentemente	Quase sempre
1	2	3	4	5
6. Sente que tem perdido o controle da sua vida desde que a doença do seu familiar/doente se manifestou?				
Nunca	Quase nunca	Às vezes	Frequentemente	Quase sempre
1	2	3	4	5
7. No geral, sente-se muito sobrecarregado por ter que cuidar do seu familiar/doente?				
Nunca	Quase nunca	Às vezes	Frequentemente	Quase sempre
1	2	3	4	5

Fonte: Brasil, 2013b, p. 191-192.

2.5 Cuidando de si: aspecto essencial ao enfermeiro

O cuidado em enfermagem consiste em ofertar esforços transpessoais de um ser humano para outro, visando proteção e preservação da vida (Silva Júnior; Balsanelli; Neves, 2020).

Diante de um processo de trabalho complexo e repleto de desafios, o estresse, a sobrecarga de trabalho e outros problemas podem resultar em certo descuido de si entre os enfermeiros. Esses fatores se relacionam com a pressão no ambiente de trabalho, a alta responsabilidade profissional e as baixas remunerações, entre outros aspectos que podem influenciar negativamente o trabalho e a vida pessoal do enfermeiro (Silva Júnior; Balsanelli; Neves, 2020).

Ainda, o autocuidado do enfermeiro pode ser afetado pelo ambiente de cuidado, uma vez que os serviços de saúde também são percebidos pela sua elevada insalubridade, oferecendo riscos de adoecimento físico e emocional aos profissionais de enfermagem. Os enfermeiros estão expostos a inúmeros fatores de risco, pois têm contato direto com pacientes, materiais e agentes biológicos, físicos e químicos, entre outros (Gasperi; Radünz, 2006; Silva Júnior; Balsanelli; Neves, 2020).

As necessidades pessoais do trabalhador de enfermagem e sua ansiedade diante de problemas diversos, como a falta de materiais e pessoal, a enorme responsabilidade sobre o paciente, o contato com a situação de morte, o risco de acidentes no desenvolver de suas atividades, os conflitos interpessoais e a falta de suporte por parte de superiores, geralmente prejudicam o desempenho no serviço oferecido, gerando estresse (Gasperi; Radünz, 2006; Silva Júnior; Balsanelli; Neves, 2020).

Tais desafios podem levar a sofrimentos físicos e psicológicos, afetando a forma de cuidar. É essencial que o enfermeiro compreenda a importância de cuidar de si para, posteriormente, cuidar de outro, pois um profissional fragilizado ou adoecido não pode oferecer suas habilidades de maneira plena (Gasperi; Radünz, 2006; Silva Júnior; Balsanelli; Neves, 2020).

Embora treinamentos para uma eficiente prestação de serviços por parte dos enfermeiros sejam comuns, a promoção do cuidado de si na enfermagem é rara. Eis que o cuidado prestado pelos enfermeiros pode ter reflexos desse tipo de omissão (Gasperi; Radünz, 2006).

Muitas vezes, o enfermeiro carrega um estigma de que é alguém inabalável e sempre abnegado, mas é necessária uma conscientização geral de que o profissional de enfermagem é um indivíduo comum, tem família, rotina, sentimentos e dificuldades. E, como qualquer ser humano, tem direito ao respeito e à integridade de sua saúde física e mental, principalmente por desempenhar um papel nobre e de extrema importância para a sociedade (Gasperi; Radünz, 2006).

Frequentemente, a rotina penosa de trabalho pode sujeitar o enfermeiro a inúmeras consequências, entre elas a síndrome de Burnout, que se caracteriza pela reação crônica de estresse emocional e interpessoal no ambiente de trabalho. Essa tensão laboral é uma resposta de adaptação diante de novas situações, especialmente as ameaçadoras. Porém, esse processo é individual, com variadas manifestações psicopatológicas, ocasionando diferentes sintomas físicos, psíquicos e cognitivos (Fernandes; Nitsche; Godoy, 2017).

Essa reação ocorre mais comumente em profissionais de enfermagem, devido a inúmeros fatores de estresse inerentes à demanda, à sobrecarga, à jornada, aos riscos ocupacionais, à precariedade de recursos, à desqualificação na equipe e às relações conflituosas. A evolução progressiva desses fatores estressores gera esgotamento físico e emocional, interferindo na qualidade de vida e causando declínio na interação funcional e com o ambiente de trabalho, desencadeando a referida síndrome (Fernandes; Nitsche; Godoy, 2017).

Segundo Fernandes, Nitsche e Godoy (2017, p. 552), "A síndrome de Burnout apresenta uma concepção multidimensional, composta por [sic] exaustão emocional, redução da realização pessoal no trabalho e despersonalização do outro". A exaustão emocional manifesta-se como desânimo ou ausência de entusiasmo, sensação de cansaço e esgotamento, frustração e tensão no trabalho. A redução da realização pessoal no trabalho refere-se à visão deteriorada da própria aptidão, bem como déficit nas concretizações profissionais, deixando o trabalhador insatisfeito com seu desenvolvimento, com consequente declínio em competência, eficácia e capacidade de interação social. Já a despersonalização do outro associa-se a atitudes negativas, falta de sensibilidade e preocupação com outras pessoas, levando o profissional a tratar pacientes e colegas de maneira desumanizada (Fernandes; Nitsche; Godoy, 2017).

Sob essa perspectiva, o profissional de enfermagem deve estar atento a si mesmo e estar apto a perceber sinais e sintomas de decadência física, emocional, psicológica, social e profissional (Sharovsky et al., 2014).

É necessário considerar a importância de suporte para a saúde física e psicológica do profissional, por meio de programas específicos para esses indivíduos, possibilitando a compreensão integral do enfermeiro, seja por meios preventivos de surgimento de doenças mentais, seja pela melhoria na qualidade de vida, o que pode contribuir para melhor desempenho das atividades junto ao paciente e à equipe multiprofissional. O acompanhamento psicológico oferecido à equipe da saúde é de extrema importância, pois permite uma maior compreensão do ambiente hospitalar e auxilia no enfrentamento de situações adversas, o que pode contribuir para a minimização do estresse psicológico (Sharovsky et al., 2014).

> **Para saber mais**
>
> Para obter mais informações, recomendamos a leitura da obra a seguir, em que se discutem as relações de cuidado entre a equipe de saúde, a pessoa cuidada e o cuidador:
>
> BRASIL. Ministério da Saúde. Secretaria de Atenção à Saúde. Secretaria de Gestão do Trabalho e da Educação na Saúde. **Guia prático do cuidador.** Brasília: Ministério da Saúde, 2008. (Série A. Normas e Manuais Técnicos). Disponível em: <https://bvsms.saude.gov.br/bvs/publicacoes/guia_pratico_cuidador.pdf>. Acesso em: 6 set. 2024.

Síntese

Neste capítulo, abordamos o cuidado em suas inúmeras perspectivas. Versamos sobre o cuidado humano e suas qualidades fundamentais nas relações interpessoais entre cuidador e ser cuidado. Definimos o cuidar como a essência da enfermagem na relação entre enfermeiro e paciente. Abordamos, ainda, questões relativas ao autocuidado e à autonomia do paciente, bem como a relevância do cuidado à saúde do cuidador informal e do enfermeiro, viabilizando a execução do cuidado com qualidade e valores humanos e éticos.

Questões para revisão

1. Sobre o cuidado nas relações humanas e na enfermagem, analise as afirmativas a seguir:

    I) A palavra *cuidado* deriva do latim *cogitatus*, que significa "meditado, pensado e refletido" (Contatore; Malfitano; Barros, 2017, p. 554). Na língua portuguesa, o termo está associado à atenção, preocupação, precaução, carinho, zelo, responsabilidade, trabalho, cautela e dedicação destinados a pessoas ou objetos.

    II) O cuidado nas relações humanas habituais assemelha-se ao cuidado em enfermagem, já que ambos são baseados em evidências científicas desde seu nascimento.

    III) O cuidado humano surgiu na Idade Média, sendo associado a algo que está ligado a nossa natureza, fazendo parte de nossos instintos.

    IV) O cuidado é um fenômeno universal que influencia o comportamento e as relações humanas, sendo alvo de estudo na enfermagem sob perspectivas éticas, filosóficas e práticas desde os primórdios da profissão.

    V) Na enfermagem, o ato de cuidar deve ser holístico, valorizando a compreensão da vida humana e seu valor inestimável, os sentimentos, a troca de informações e experiências.

    Estão corretas as afirmativas:

    a) I, II, III e IV.
    b) I, III e V.
    c) I, III, IV e IV.
    d) I, IV e V.
    e) I, II, III, IV e V.

2. Com relação ao autocuidado e à autonomia, considere as afirmativas a seguir e marque V para as verdadeiras e F para as falsas.

( ) No autocuidado, o indivíduo o realiza para ele mesmo e com um objetivo. Consiste em uma ação desenvolvida em situações concretas de sua rotina, as quais são dirigidas a ele mesmo ou ao controle de fatores que afetam seu progresso, saúde, bem-estar, autoestima e autonomia.

( ) O autocuidado compreende atitudes, ações e comportamentos que geram benefício a terceiros, acarretando satisfação pessoal ao agente que desempenhou os cuidados.

( ) Autonomia vem do grego – *auto*, que significa "próprio" ou "para si mesmo", e *nomos*, que quer dizer "lei" ou "norma", constituindo-se em um elemento atrelado diretamente com o autocuidado.

( ) Embora o autocuidado seja eficaz na manutenção da saúde, ele não deve ser indicado a pacientes com doenças crônicas, visto que sua gestão deve ser realizada integralmente por um profissional de saúde.

( ) O autocuidado deve ser direcionado especialmente aos pacientes sem limitações físicas ou psicológicas, uma vez que eles apresentam autonomia e capacidades necessárias para se cuidarem sozinhos.

Agora, assinale a alternativa que apresenta a sequência de preenchimento correta:

a) V, F, V, F, F
b) V, V, F, V, F
c) F, F, V, V, V
d) V, V, F, F, F
e) F, V, F, V, F

3. O cuidador é o indivíduo responsável por fornecer cuidados que garantem a manutenção da saúde e a qualidade de vida do paciente. Diferencie cuidador principal, cuidador secundário, cuidador formal e cuidador informal.

4. O ato de cuidar é repleto de peculiaridades e desafios. Tanto o cuidador quanto a pessoa a ser cuidada podem apresentar sentimentos contraditórios. Sobre a relação entre a pessoa cuidada e o cuidador, assinale a alternativa correta:

   a) No Brasil, na maioria das famílias, é possível escolher o cuidador principal, que geralmente é um cuidador formal.

   b) No cuidado às doenças crônicas, o cuidador principal pode executar técnicas e procedimentos de enfermagem.

   c) Na sobrecarga do papel do cuidador, a pessoa pode apresentar somente problemas psicológicos, sendo estes relacionados a sentimentos como raiva, estresse, medo e nervosismo.

   d) A escala de Zarit, um questionário contendo sete perguntas simples e de fácil compreensão, deve ser aplicada no paciente, visando avaliar o grau de dependência de cuidados.

   e) Consistem em intervenções de enfermagem diante do estresse do cuidador: avaliar a saúde e o estresse do cuidador por intermédio de métodos validados; prestar suporte e apoio ao cuidador; orientar a busca por ajuda de amigos e familiares para dividir as tarefas; sugerir a participação em grupos de apoio; entre outras.

5. A síndrome de Burnout é uma reação crônica de estresse emocional e interpessoal no ambiente de trabalho, sendo frequente em profissionais da saúde. Mencione dois fatores de risco para o surgimento da síndrome de Burnout e caracterize os principais sinais desse distúrbio.

Questões para reflexão

1. A tomada de decisão e a resolução de conflitos relacionados ao cuidado em suas diversas dimensões são situações comuns na rotina dos enfermeiros. Suponhamos que você faça parte de uma equipe de serviço de atendimento domiciliar (SAD) e presencie a seguinte situação durante uma visita domiciliar: conflito entre um paciente de 75 anos e sua filha (cuidadora principal). O idoso é portador de insuficiência cardíaca e locomove-se com uma cadeira de rodas, mas consegue executar com autonomia muitas atividades de seu autocuidado. No momento da visita do SAD, o paciente e a filha estavam preparando-se para ir até um hospital próximo para a realização de um exame. A cuidadora, com muita pressa, é rude com o idoso, e quando ele estava arrumando-se para ir ao hospital ela impede que ele se vista sozinho, relatando que ele "é muito lento para se vestir sozinho". A filha mostra-se impaciente e estressada, e relata à equipe que está cansada devido a "ter que fazer tudo sozinha". Diante da situação exposta, qual sua conduta de cuidado diante do paciente e da filha dele?

2. Imagine que você seja diretor de enfermagem de um hospital de grande porte e receba um relatório do Departamento de Recursos Humanos com dados que apontam uma elevada quantidade de afastamentos e atestados relacionados

à problemas de saúde mental. Além disso, você percebe que as equipes de enfermagem estão apresentando sintomas de estresse, sobrecarga e desgaste emocional. Nesse cenário, quais atitudes você tomaria mediante tal problemática?

3. Suponhamos o seguinte caso clínico: paciente do sexo masculino, 20 anos, é internado por quadro de trauma automobilístico com fratura de coluna cervical em vértebras C3 e C4. Após um prolongado tempo em ventilação mecânica, o paciente desperta da sedação com melhora clínica. Nesse momento, após exames diagnósticos e clínicos, o paciente é diagnosticado com tetraplegia. Reflita a respeito das limitações de autocuidado que esse paciente apresentará, bem como as eventuais intervenções de enfermagem que você executaria.

Capítulo 3
Documentação da assistência de enfermagem

Vitor Mocelin Zacarkim

Conteúdos do capítulo:

- Definição de prontuário.
- Importância do prontuário.
- Aspectos históricos que influenciaram a evolução do prontuário.
- Leis, normas e padrões do prontuário.

Após o estudo deste capítulo, você será capaz de:

1. relatar as funções e a importância do prontuário do paciente;
2. conhecer as bases legais e norteadoras da documentação da assistência de enfermagem;
3. relacionar o Código de Ética do Profissional de Enfermagem e demais normativas vigentes com a adequação dos registros de enfermagem;
4. diferenciar evolução de enfermagem e anotação de enfermagem;
5. reconhecer a composição do prontuário do paciente.

A enfermagem não é comprometida apenas com a produção de trabalho referente ao reestabelecimento de saúde dos pacientes, mas também com a gestão dos cuidados prestados.

As anotações referentes às ações de saúde realizadas pela equipe de enfermagem, para além de um dever ou uma obrigação, são um direito do profissional. Nesse aspecto, o prontuário é uma ferramenta essencial para planejar, organizar, implementar, avaliar e documentar o processo de cuidar.

3.1 Introdução ao prontuário do paciente

O termo *prontuário* origina-se do latim *promptuariu*, sendo definido como local de armazenamento daquilo que necessita de fácil acesso ou que pode ser necessário a qualquer momento (Brasil, 2016).

O prontuário é um documento em que se reúnem informações, indícios e registros de imagens referentes a ocorrências ou situações relacionadas à saúde do paciente, bem como nos cuidados oferecidos a ele . Tem caráter legal, sigiloso e científico, possibilitando a comunicação entre os membros da equipe multiprofissional e a efetivação da assistência prestada à pessoa. É um acervo documental organizado, com padrões estabelecidos e se refere ao registro dos procedimentos efetuados no paciente por todos os profissionais envolvidos no processo de cuidar (Gonçalves et al., 2013; Brasil, 2016).

Os primeiros registros de prontuários datam de 1856, quando a enfermeira britânica Florence Nightingale (1820-1910) discutia, em *Notas sobre enfermagem*, a importância de relatar com precisão ao médico os fatos ocorridos com os pacientes (Carrijo; Oguisso,

2006). No Brasil, segundo o art. 14, alínea "c", do Decreto n. 50.387, de 28 de março de 1961 (Brasil, 1961), que regulamentava o exercício da enfermagem, era dever do enfermeiro anotar em detalhes, de maneira rigorosa e criteriosa, todo o ocorrido com o enfermo durante o atendimento. Já na legislação contemporânea, o Decreto n. 94.406, de 8 de junho de 1987 (Brasil, 1987), no art. 14, inciso II, expõe que é responsabilidade de toda a equipe de enfermagem descrever todas as ações de saúde realizadas no prontuário do paciente para finalidade estatística.

Inicialmente, o prontuário era considerado apenas uma prestação de contas ao único responsável pelos pacientes: o médico. Posteriormente, foi se tornando uma espécie de incumbência administrativa de toda a equipe multiprofissional, até se transformar em um parâmetro essencial para o exercício da enfermagem e para a efetivação de dados estatísticos na atualidade (Oguisso; Schmidt, 2019).

Acompanhando a evolução e, consequentemente, as adaptações do prontuário, o enfermeiro deve estar ciente, desde o princípio de sua formação, de que os registros nesse documento representam a formalização do serviço da enfermagem, por meio da comunicação escrita e contínua das queixas do enfermo, das soluções oferecidas e das reações ocorridas (Oguisso; Schmidt, 2019).

Segundo o *Guia de recomendações para registro de enfermagem no prontuário do paciente e outros documentos de enfermagem*, publicado pelo Conselho Federal de Enfermagem – Cofen (Brasil, 2016), são inúmeras as finalidades, os objetivos e as funções do prontuário. Entre os muitos aspectos do prontuário podemos destacar os seguintes:

- trata-se de uma eficiente comunicação entre os profissionais envolvidos na assistência ao paciente por meio do compartilhamento das informações;

- indica a avaliação e a garantia da qualidade na prestação de serviços ao cliente;
- é um registro permanente e de ordem cronológica da enfermidade de um paciente e dos procedimentos realizados em seu atendimento, desde o início de sua condição de saúde até a alta, o óbito ou a transferência hospitalar;
- reúne evidências legais, por se tratar de documento legal que oferece suporte para paciente, familiares, equipes médica, multiprofissional e de enfermagem, referente à assistência prestada – cada profissional que escreve no prontuário de um paciente é inteiramente responsável pela informação ali relatada;
- trata-se de uma fonte alternativa de dados para fins de pesquisa e estudo por conter variadas informações;
- serve de base para auditoria, pois se refere à análise das atividades realizadas pela equipe de enfermagem.

Há diferentes tipos de prontuário, verificando-se duas principais variações: (1) o **prontuário tradicional** ou **convencional**, utilizado desde o princípio da história da coleta de dados de pacientes, sendo fundamentado em formulários, anotações, evoluções, exames e outros documentos obtidos de maneira escrita ou impressa; e (2) o **prontuário eletrônico** ou **digital**, que está inserido em redes informatizadas que fornecem aos usuários acesso a uma vasta coleção de dados, alertas e sistemas de apoio à decisão, além de variados recursos, como *links* para bases de conhecimento médico. O prontuário eletrônico visa estar inserido nas evoluções tecnológicas e é uma proposta para atender às necessidades dos novos modelos de atenção e de gerenciamento dos serviços de saúde (Gonçalves et al., 2013).

Entre as principais vantagens da implementação do prontuário eletrônico nos estabelecimentos de saúde, estão a otimização do processo de registros e prescrições, a diminuição de gastos com papel e impressões, a redução de danos ao meio ambiente, a erradicação de espaço físico para guarda de prontuários, bem como a facilitação do processamento de dados, o que beneficia trabalhos de epidemiologia, auditoria, pesquisa etc. Todavia, há também desvantagens, como custos para implementação, alta dependência tecnológica para processos assistenciais, necessidade de treinamentos para uso, entre outras, demandando estudos de viabilidade e aplicabilidade do protocolo eletrônico à realidade institucional.

3.2 Prontuário do paciente e registros de enfermagem: bases legais e norteadoras

Os registros realizados no prontuário de um paciente são muitas vezes utilizados como um documento legal de defesa de profissionais do ramo da saúde e, por esse motivo, precisa ter autenticidade para ter valor legal. Os registros descrevem todo o empenho profissional da equipe de enfermagem, bem como dados relacionados à segurança do paciente (Brasil, 2016; Oguisso; Schmidt, 2019).

Desse modo, para que os registros no prontuário do paciente sejam válidos, as anotações devem estar legalmente constituídas, com assinatura do autor do registro, sem rasuras, entrelinhas, emendas, borrões ou cancelamentos, conforme disposto no art. 368 do Código de Processo Civil (CPC) – Lei n. 13.105, de 16 de março de 2015 (Brasil, 2015). Documentos que não apresentem esses parâmetros podem ter decretada a anulação jurídica como prova documental (Brasil, 2015, art. 386). As afirmações constantes no documento particular, escrito e assinado, entendem-se como verdadeiras em relação a quem o assinou (Brasil, 2015, art. 368), fato de suma importância na defesa do profissional em processos judiciais e éticos.

Por se relacionar não somente aos fatores anteriormente citados, mas a variadas situações da prática profissional, é preciso ter ciência dos fundamentos legais dos registros de enfermagem, pois são diversas as leis e as normas que definem muitas das atuais características do prontuário e seu embasamento legal. Nas subseções a seguir, citaremos alguns exemplos de bases legais relacionadas ao registro de informações no prontuário do cliente.

3.2.1 Constituição Federal

Na Constituição Federal de 1988, em seu art. 5º, destacam-se as seguintes proibições: "são invioláveis a intimidade, a vida privada, a honra e a imagem das pessoas, assegurado o direito a indenização pelo dano material ou moral decorrente de sua violação" (Brasil, 1988). Nesse sentido, cabe ao enfermeiro assegurar a proteção dos dados contidos no prontuário, mantendo a privacidade, o sigilo e a confiabilidade do cliente, estando o profissional sujeito às penalidades referentes ao descumprimento do referido regulamento (Brasil, 2016).

3.2.2 Código Civil e Código Penal

O Código Civil brasileiro, Lei n. 10.406, de 10 de janeiro de 2002 (Brasil, 2002a), adverte e deixa em evidência em muitos de seus artigos que o profissional de saúde que usar de negligência, omissão, falta de zelo ou descuido para com o paciente comete ato ilícito e de consequências prejudiciais. Por isso, o enfermeiro deve estar ciente de que, em caso de violação de direitos, ele estará sujeito a implicações legais, restituições e penalidades da lei. Esses esclarecimentos são amplamente notados nos arts. 186, 187, 948, 949, 950 e 951. Diante disso, além da execução das atividades de enfermagem embasadas na ciência, na ética e na legalidade, é fundamental o registro dessas ações em prontuário, a fim de proteger o profissional e o paciente (Brasil, 2016).

De modo semelhante ao Código Civil, o art. 18 do Código Penal brasileiro, o Decreto-Lei n. 2.848, de 7 de dezembro de 1940 (Brasil, 1940), também expressa o aspecto criminal de atos negligentes para com outro indivíduo. O art. 18 se estende a ações de saúde, o que pode ser observado pela importante referência que ele faz: "Diz-se o crime: [...] II – culposo, quando o agente deu causa ao resultado por imprudência, negligência ou imperícia" (Brasil, 1940).

3.2.3 Lei do Exercício Profissional da Enfermagem

Conforme a Lei n. 7.498, de 25 de junho de 1986 (Brasil, 1986), que regulamenta o exercício profissional da enfermagem, as atividades inclusas na atribuição do enfermeiro são consulta de enfermagem, planejamento, organização, execução e avaliação dos serviços de enfermagem, prescrição da assistência de enfermagem, cuidados de complexidade técnica, entre outros. Nesse sentido, baseando-se na variedade de atividades exercidas por esse profissional, bem como sua responsabilidade, faz-se necessário o registro de dados em prontuário, assegurando a organização e a continuidade da prestação de serviços, a melhor interação entre a equipe e, principalmente, a segurança do trabalhador e do cliente.

3.2.4 Resolução n. 429 do Cofen

A Resolução Cofen n. 429, de 30 maio 2012 (Brasil, 2012a): "Dispõe sobre o registro das ações profissionais no prontuário do paciente e em outros documentos próprios da enfermagem, independente do meio de suporte – tradicional ou eletrônico". A referida resolução objetiva a normatização e a padronização das anotações documentais na enfermagem. As regras estabelecidas valem para prontuários e demais documentos, convencionais ou digitais.

3.2.5 Lei da Digitalização e uso de sistemas informatizados de prontuário

A Lei n. 13.787, de 27 de dezembro de 2018 (Brasil, 2018), define critérios sobre a digitalização e o uso de sistemas informatizados para o armazenamento e o manuseio de prontuário do paciente. Ela assegura a proteção dos arquivos digitalizados contra alterações, fraudes e destruições sem autorização. Garante, ainda, que a digitalização do prontuário deve reproduzir todas as informações que compõem o documento e que todo o processo deve ser realizado de maneira íntegra, autêntica e confiável.

A Lei n. 13.787/2018 também estabelece que os documentos originais somente poderão ser destruídos após sua digitalização e posterior análise obrigatória de comissão permanente de revisão de prontuários e avaliação de documentos.

Em que pese extrema importância dessa lei, ela não é a única que propõe a regulamentação de meios de digitalização e armazenamento de prontuários físicos de pacientes. Por se tratar de um processo que se relaciona de maneira estreita com os profissionais de saúde, essa temática também é amplamente abordada no Código de Ética Médica e no Código de Ética de Enfermagem. Abordaremos esses parâmetros no decorrer deste capítulo.

3.3 Código de Ética do Profissional de Enfermagem

O Código de Ética de Enfermagem é fundamental na normatização da profissão, no estabelecimento de princípios, direitos, proibições, responsabilidades e deveres a serem cumpridos pela categoria em seus diversificados segmentos de atuação. É composto de imperativos referentes à conduta profissional a ser tomada, tendo sempre como protagonismo o fator humano e seus direitos, sendo estes relacionados aos trabalhadores da enfermagem, pacientes, seus familiares e à coletividade. No Brasil, o Código de Ética do Profissional de Enfermagem (Cepe) vigente foi instituído por meio da Resolução Cofen. n. 564, de 6 de novembro de 2017 (Brasil, 2017b).

Esse instrumento delimita direitos e deveres em vários aspectos, abrangendo registros de enfermagem, prontuário do paciente – confecção, uso e manipulação do prontuário por parte de enfermeiros e demais profissionais da enfermagem.

O Cepe prevê que as informações relacionadas ao prontuário do paciente sejam anotadas sem omissões, de modo coerente, correto e legível, contendo datas e assinaturas. Para indícios de uma boa qualidade no atendimento, é necessária a descrição plena dos registros, sem quaisquer tipos de ausências, pois a análise da responsabilidade do profissional pode ocorrer no âmbito ético, legal, administrativo, civil e criminal (Oguisso; Schmidt, 2019).

Assim, as anotações completas possibilitam uma avaliação mais precisa do serviço prestado e da condição de saúde do indivíduo, evitam a repetição de perguntas exaustivas ao paciente e seus familiares, proporcionam segurança e melhores condições ao tratamento e aos cuidados (Oguisso; Schmidt, 2019).

As observações de alguns dos artigos do Cepe indicadas a seguir exemplificam certos parâmetros já citados referentes a direitos, deveres e proibições.

Em seu art. 7º, o Cepe garante que profissional da enfermagem tenha "acesso às informações relacionadas à pessoa, família e coletividade, necessárias ao exercício profissional" (Brasil, 2017b). Nesse sentido, podemos entender esse artigo como uma garantia do direito do profissional de enfermagem em saber questões pessoais do paciente ou dos familiares que interfiram no diagnóstico ou tratamento. Por exemplo, o acesso a informações como histórico pessoal, familiar e de doenças e tratamentos pregressos do paciente.

Os arts. 35, 36, 37 e 38 do Cepe tratam do dever do trabalhador de identificar-se da maneira mais adequada possível, utilizando-se de seu nome completo e/ou social, número e categoria de inscrição no Cofen (Brasil, 2017b). Durante a prestação de serviços, o trabalhador deve identificar-se de maneira correta e legível, bem como oficializar sua responsabilidade por meio da assinatura dos documentos físicos ou digitais (Brasil, 2017b).

Os referidos artigos salientam a relevância da veracidade e clareza nas descrições de procedimentos realizados no paciente. As anotações devem ser legíveis e completas, em ordem cronológica e sem omissões, a fim de garantir a continuidade aos cuidados daquele que necessita.

Já os arts. 87, 88 e 89 listam ações vedadas ao enfermeiro, as quais concernem à responsabilidade do profissional de garantir a veracidade dos registros de modo pleno, respondendo e assinando por ações anotadas no prontuário de maneira individual e intransferível:

Art. 87 Registrar informações incompletas, imprecisas ou inverídicas sobre a assistência de Enfermagem prestada à pessoa, família ou coletividade.

Art. 88 Registrar e assinar as ações de Enfermagem que não executou, bem como permitir que suas ações sejam assinadas por outro profissional.

Art. 89 Disponibilizar o acesso a informações e documentos a terceiros que não estão diretamente envolvidos na prestação da assistência de saúde ao paciente, exceto quando autorizado pelo paciente, representante legal ou responsável legal, por determinação judicial. (Brasil, 2017b)

O regramento referente à preservação do sigilo e da confiabilidade deve ser rigorosamente observado; do contrário, o profissional estará ferindo princípios ético-legais, causando inúmeros prejuízos, embates e implicações.

3.4 Registros de enfermagem no prontuário do paciente I

Os registros de enfermagem são elementos indispensáveis no processo do cuidar e, quando realizados de maneira minuciosa, possibilitam a comunicação entre a equipe de saúde, além de servir a outras finalidades já citadas no início deste capítulo, como ensino, pesquisas, auditorias, processos jurídicos, planejamento, fins estatísticos entre outros (Brasil, 2016).

Esses registros consistem no instrumento mais valorizado na avaliação da qualidade de atuação da enfermagem, representando cerca de 50% das informações oriundas do cuidado do paciente registradas no prontuário. Os registros devem ser elaborados em consonância ao Cepe e demais legislações já citadas (Brasil, 2016).

Refletindo sobre o papel do enfermeiro e dos demais profissionais de enfermagem na confecção do prontuário e de sua veracidade, vê-se a necessidade de conhecermos e diferenciarmos anotação de enfermagem de evolução de enfermagem.

As **anotações de enfermagem** fornecem dados que auxiliam o enfermeiro a estabelecer planos de cuidados, prescrição de enfermagem, suporte para análise dos cuidados prestados, respectivas respostas do paciente e resultados previstos na evolução de enfermagem (Brasil, 2016).

A anotação de enfermagem é uma fonte de dados essencial para o desenvolvimento da sistematização da assistência de enfermagem (SAE), disposta na Resolução Cofen n. 736, de 17 de janeiro de 2024 (Brasil, 2024), por ser fonte de informações cruciais para a continuidade da assistência (Brasil, 2016).

Contribui também para a assimilação de mudanças do estado de saúde do paciente, favorecendo a detecção de novos problemas, a avaliação dos cuidados prescritos e a comparação das respostas do paciente aos cuidados ofertados (Brasil, 2016).

Basicamente, as anotações de enfermagem devem ser baseadas em todos os cuidados oferecidos, no cumprimento das prescrições médicas e de enfermagem, transferências de setor, sinais, sintomas, intercorrências, medidas adotadas e resposta do paciente a essas ações. Pormenorizaremos seus contextos em nosso próximo tema.

Em resumo, esse registro deve auxiliar na continuidade do planejamento dos cuidados de enfermagem nas diferentes fases e para o planejamento assistencial da equipe multiprofissional (Brasil, 2016).

Já a **evolução de enfermagem** é um dos componentes do processo de enfermagem. Consiste em um documento que se descreve a passagem de um estado a outro. Para realizar a evolução, o enfermeiro necessita de dados referentes às condições anteriores e atuais do paciente e de seus familiares. Isso é necessário para que, em posterior análise, seja possível obter um resultado sobre as mudanças – de evolução ou piora do quadro clínico, de estabilidade ou surgimento de novos problemas (Brasil, 2016).

O enfermeiro, ao aplicar o processo de enfermagem como meio de orientação na documentação clínica, busca o desenvolvimento de uma prática sistematizada e organizada com base em passos preestabelecidos e que viabilizem oferecer cuidado individualizado ao paciente. A evolução de enfermagem é um dever e um atributo exclusivo do enfermeiro, conforme orientado pelo Cepe e demais legislações pertinentes (Brasil, 2016).

Para ter valor legal, tem de constar no documento data, hora, tempo de internamento, diagnóstico de enfermagem, assinatura e número do conselho. Para melhor compreensão das variantes entre anotações de enfermagem e evolução de enfermagem, observe o quadro a seguir, que resume essas diferenças.

Quadro 3.1 – Diferenças entre as anotações e a evolução de enfermagem

Anotação de enfermagem	Evolução de enfermagem
Dados brutos	Dados analisados
Elaborada por toda a equipe de enfermagem	Privativo do enfermeiro
Referente a um momento	Referente ao período de 24 horas
Dados pontuais	Dados processados e contextualizados
Registra uma observação	Registra a reflexão e análise de dados

Fonte: Brasil, 2016, p. 17.

3.5 Registros de enfermagem no prontuário do paciente II

Os registros de enfermagem, incluindo as anotações e as evoluções, englobam diversos procedimentos comuns no exercício da profissão. Vale mencionar aqueles relacionados ao desfecho do paciente, como admissão, transferência, alta ou óbito. As anotações de enfermagem devem conter a descrição da execução de técnicas de enfermagem, incluindo a administração de medicamentos, a aspiração de vias aéreas, a oxigenoterapia, a nebulização, a coleta de exames, a terapia nutricional, a hemoterapia, a sondagem vesical, o acesso venoso, as vacinas, a sondagem enteral e nasogástrica, os cuidados de enfermagem em diferentes contextos, entre outros.

Além dos registros relativos às ações gerais e às técnicas de enfermagem, o registro das atividades privativas do enfermeiro, como a consulta de enfermagem, deve ser executado adequadamente, seguindo as legislações vigentes, em todos os ambientes de cuidado. Em complemento às anotações e às evoluções de enfermagem, outros documentos e formulários podem ser utilizados para fins de registro da assistência multiprofissional e de enfermagem em prontuário em todos os níveis de atenção à saúde, incluindo:

- fichas de acompanhamento ao paciente hospitalizado, viabilizando o registro de informações básicas, como sinais vitais, oxigenação, deambulação, eliminação, procedimentos realizados etc.;
- formulários de acompanhamento da assistência perioperatória, *checklist* (lista de verificação) de cirurgia segura e ficha de acompanhamento pós-anestésico;

- exames de diagnóstico por imagem (imagens e respectivos laudos), exames de análises clínicas, entre outros;
- fichas de anamnese, histórico de saúde e exame clínico, podendo incluir a avaliação do paciente sob a perspectiva de profissionais da equipe multiprofissional, como enfermeiro, médico, fisioterapeuta, assistente social, psicólogo, cirurgião-dentista, nutricionista, entre outros – um exemplo é a padronização de um instrumento de avaliação para consulta de enfermagem no pré-natal;
- registros de acompanhamento de enfermagem em Unidade de Terapia Intensiva (UTI), como formulários que incluem dados fundamentais para pacientes críticos – dados sobre ventilação mecânica, vazão de drogas vasoativas, hemodiálise, balanço hídrico, entre outros;
- SAE, incluindo a padronização de histórico, diagnóstico, planejamento, prescrição e avaliação de enfermagem em versões físicas ou informatizadas;
- sistemas de classificação do paciente, possibilitando ao enfermeiro classificar pacientes de acordo com gravidade ou nível de dependência de cuidados, o que embasa o dimensionamento de pessoal;
- escalas de avaliação, as quais dão subsídios para o enfermeiro padronizar a avaliação de condições clínicas comuns, como risco de queda, risco para lesão por pressão, risco de flebite, nível de consciência, risco de broncoaspiração etc.

Entre os inúmeros contextos envolvendo os registros de enfermagem, a seguir, abordaremos situações cotidianas no exercício profissional do enfermeiro.

3.5.1 Admissão

É fundamental que o enfermeiro realize o registro de dados relativos ao paciente quando da admissão dele na unidade, fomentando a continuidade da assistência, a segurança do paciente e o amparo legal do profissional. Nesse sentido, o Cofen recomenda que esse registro contenha: nome completo do paciente; procedência, data e hora da admissão; motivo, condições da admissão e presença de acompanhante; nível de consciência; lesões de pele e condições de higiene prévias; descrição de deficiências ou uso de órteses e próteses; descrição dos pertences do paciente; procedimentos e orientações realizados; nome completo do profissional e número de inscrição no conselho profissional (Brasil, 2016).

3.5.2 Alta

Ao término do tratamento ou da internação instituída, é fundamental que o profissional registre: data e hora da alta; condições clínicas da alta; presença do acompanhante; tipo da alta (alta médica, administrativa ou a pedido do paciente ou do responsável); procedimentos realizados e orientações de alta; entrega de pertences e valores ao paciente ou acompanhante; condições do transporte; hora exata da saída do paciente na unidade; nome completo do profissional e número de inscrição no conselho profissional (Brasil, 2016).

3.5.3 Óbito

Quando do falecimento de um paciente, o enfermeiro deve registrar: data, horário e médico responsável por atestar o óbito; entrega de pertences e valores ao responsável pelo paciente;

cuidados *post mortem* (após o óbito); posicionamento e identificação do corpo; horário de saída e descrição do encaminhamento do corpo; descrição do enfermeiro responsável e número de inscrição no conselho profissional (Brasil, 2016).

3.5.4 Checagem de prescrições

As prescrições são ações programadas por profissionais de saúde e visam instituir tratamentos, terapêuticas ou procedimentos para prevenção, promoção, proteção, recuperação e manutenção da saúde do paciente. Na área da saúde, diversos profissionais de nível superior podem executar prescrições, como enfermeiros, médicos, nutricionistas, dentistas e fisioterapeutas, todos eles nos limites de sua respectiva área de atuação profissional.

A prescrição, vale frisar, não se restringe a medicamentos, estendendo-se a procedimentos, cuidados, técnicas, recursos terapêuticos, entre outras medidas. A prescrição executada por enfermeiro abrange medidas visando à coordenação e à individualização dos cuidados de enfermagem, objetivando a recuperação e a manutenção da saúde do cliente. Já a prescrição médica resume-se ao ato médico, por meio de instruções sobre o tratamento prescrito, o uso de medicamentos e os procedimentos relativos à prática médica. Independentemente da origem e do tipo de prescrição, é fundamental que, ao executá-la, o profissional de enfermagem realize seu processo de checagem, que se refere ao registro no prontuário de que o medicamento ou o cuidado prescrito foi administrado e/ou executado.

Nesse cenário, a checagem de prescrições nas instituições de saúde precisa ser realizada em consonância com as legislações vigentes e as recomendações do Conselho Regional de

Enfermagem (Coren) e do Cofen. Para esses fins, utiliza-se a simbologia √ ou / para medicamentos administrados ou cuidados executados e o símbolo O para medicamentos ou ações não administradas/realizadas (ver Quadro 3.2). Para a checagem das medicações, segundo o Coren de Alagoas, deve-se "utilizar caneta de cor azul ou preta nos turnos da manhã e da tarde e na cor vermelha no turno da noite ou conforme padronização do serviço de enfermagem" (Alagoas, 2019, p. 7).

Quadro 3.2 – Exemplos de checagem de prescrição médica e de enfermagem

Prescrição médica	
1. Dipirona 500 mg VO, 1 comprimido a cada 6 horas se dor ou febre	12 18 00 06
2. Cloreto de sódio 0,9% EV 500ml, a cada 12 horas	12 00
Prescrição de enfermagem	
1. Realizar banho de leito, 1 vez ao dia	08
2. Realizar curativo oclusivo simples em ferida operatória, 2 vezes ao dia	08 20

Fonte: Elaborado com base em Alagoas, 2019.

Embora a checagem de medicamentos ou cuidados seja fundamental para evitar a superdosagem de medicamentos ou a execução de procedimentos desnecessários, ressaltamos que ela não isenta o profissional de realizar anotação de enfermagem relativa à execução do procedimento. Somente a checagem de itens cumpridos (ou não), por meio de simbologias, não atende aos requisitos legais de validação de um documento. Portanto, o profissional, por meio de anotações, também precisa registrar detalhadamente as ações executadas, além de se identificar, a cada checagem, por meio de rubrica e número do conselho profissional (Alagoas, 2019).

Para saber mais

Caso deseje aprofundar seus conhecimentos na temática, recomendamos a leitura do seguinte documento:

COFEN – Conselho Federal de Enfermagem. **Guia de recomendações para registro de enfermagem no prontuário do paciente e outros documentos de enfermagem**. Brasília, DF, 2016. Disponível em: <https://www.cofen.gov.br/wp-content/uploads/2016/06/RESOLU%C3%87%C3%83O-COFEN-N%C2%BA-0514-2016-GUIA-DE-RECOMENDA%C3%87%C3%95ES-vers%C3%A3o-web.pdf>. Acesso em: 6 set. 2024.

Síntese

Neste capítulo, abordamos o prontuário e sua extrema importância na enfermagem. Explicitamos como os registros podem afetar a credibilidade profissional se não forem realizados de maneira correta e idônea e expressamos que esse documento é uma ferramenta essencial no processo de cuidar.

Questões para revisão

1. O termo *prontuário* origina-se do latim *promptuariu*, sendo definido como local de armazenamento daquilo que necessita de fácil acesso ou que pode ser necessário a qualquer momento (Brasil, 2016). Sobre o prontuário do paciente, assinale a alternativa correta:
    a) O prontuário é um documento em que se reúnem informações, indícios e registros de imagens referentes

a ocorrências ou situações relacionadas às ações executadas pela equipe médica.

b) O prontuário apresenta basicamente duas principais variações: a primeira é o prontuário tradicional ou convencional, utilizado desde o princípio da história da coleta de dados de pacientes, sendo baseado em formulários, anotações, evoluções, exames e outros documentos obtidos de maneira escrita ou impressa.

c) O prontuário eletrônico ou digital está inserido em redes informatizadas que fornecem a seus usuários acesso a uma vasta coleção de dados, tendo como principal vantagem o baixo custo de implementação.

d) Para o cumprimento de suas funções, o prontuário do paciente deve ter como característica acesso facilitado a todos os colaboradores da instituição de saúde.

e) Os primeiros registros de prontuários se iniciaram nos hospitais de campanha durante a pandemia de peste bubônica no século XIV.

2. O prontuário do paciente é um instrumento indispensável para a prestação de cuidados em saúde. Mencione cinco finalidades do prontuário.

3. Normativas legais e norteadoras são fundamentais para a correta elaboração de registros de enfermagem, garantindo a segurança e a excelência dos serviços. Cite pelo menos quatro leis e/ou elementos normativos que orientam os profissionais da enfermagem nesse âmbito.

4. No que se refere aos registros de enfermagem, assinale (1) para anotação de enfermagem e (2) para evolução de enfermagem nos itens a seguir:

( ) Pode ser confeccionada por qualquer membro da equipe de enfermagem.
( ) Registro de informações analisadas e apuradas.
( ) Registro de informações brutas e pontuais.
( ) Atividade privativa do enfermeiro.
( ) Refere-se à situação, ao momento ou ao acontecimento específico.
( ) Engloba informações analisadas relativas a um período de 24 horas.

Agora, assinale a alternativa que apresenta a sequência de preenchimento correta:

a) 1, 2, 1, 2, 2, 1
b) 2, 2, 1, 1, 2, 1
c) 1, 2, 1, 2, 1, 2
d) 2, 2, 1, 2, 1, 1
e) 1, 2, 2, 2, 2, 2

5. O Cepe é fundamental na normatização da enfermagem e no estabelecimento de princípios, direitos, proibições, responsabilidades e deveres a serem cumpridos pela categoria em seus diversificados segmentos de atuação. No que se refere ao prontuário do paciente e à atuação da enfermagem perante o disposto no Cepe, assinale a alternativa **incorreta**:

a) O Cepe prevê que as informações relacionadas ao prontuário do paciente devem ser anotadas sem omissões, de maneira coerente, correta e legível, nelas constando datas e assinaturas.

b) Em seu art. 7º, o Cepe garante que profissional da enfermagem tenha "acesso às informações relacionadas à pessoa, família e coletividade, necessárias ao exercício profissional".

c) O artigo art. 87 veda "Registrar informações incompletas, imprecisas ou inverídicas sobre a assistência de Enfermagem prestada à pessoa, família ou coletividade".

d) Em seu art. 89, o Cepe estabelece como dever do profissional de enfermagem "Disponibilizar o acesso a informações e documentos a terceiros que não estão diretamente envolvidos na prestação da assistência de saúde ao paciente".

e) Os arts. 35, 36, 37 e 38 do Cepe versam sobre o dever do trabalhador de identificar-se da maneira mais adequada possível, utilizando-se de seu nome completo e/ou nome social, número e categoria de inscrição no Cofen.

Questões para reflexão

1. Imagine que você é enfermeiro em um hospital geral e lidera uma equipe composta de seis técnicos de enfermagem. Durante suas atividades, um paciente diabético apresenta mal-estar e você prontamente o atende e identifica que se trata de um caso de hipoglicemia, intervindo imediatamente. Ao observar o prontuário do paciente, você nota que há prescrição médica de aferição da glicemia capilar a cada 6 horas. Entretanto, você nota que não consta nenhum registro do técnico de enfermagem responsável pelo paciente sobre a aferição de glicemia. Ao ser questionado, o técnico de enfermagem alega que se esqueceu de realizar o procedimento e relata que anotará os dados apenas para que o prontuário não fique incompleto, registrando dados inverídicos sobre o paciente e

alegando a realização de procedimentos que não realizou. Ao presenciar essa atitude, qual seria sua reação como líder da equipe e quais orientações repassaria ao técnico de enfermagem, baseando-se nas legislações e recomendações vigentes?

2. Suponha que você seja enfermeiro em uma Unidade Básica de Saúde (UBS) e tenha sido abordado por uma usuária que solicita acesso ao prontuário do marido. A usuária não tem autorização para retirada de tal documento; todavia, bastante transtornada, alega que o marido "passou uma doença" a ela. Como você reage a tal situação? Reflita a respeito das responsabilidades do enfermeiro acerca do sigilo profissional e do tratamento de informações adquiridas na função de suas atribuiçõe.

3. Imagine que você seja gestor de uma Unidade de Terapia Intensiva (UTI) em um hospital privado e seja chamado pela enfermeira do setor de auditoria. Ela relata problemas constantes relacionados aos registros de enfermagem da equipe que você lidera, como dados insuficientes e prescrições não checadas. Reflita sobre os impactos de tais ações e quais recursos você empregaria para solucionar essa problemática.

Capítulo 4
Prevenção de infecções

Cristiano Caveião

Conteúdos do capítulo:

- Biossegurança – equipamentos de proteção individual, higienização e antissepsia das mãos.
- Precauções – padrão e por contato.
- Precauções – por aerossol e para gotículas.
- Utilização de material estéril e colocação de luvas estéreis.
- Limpeza e descarte de resíduos.

Após o estudo deste capítulo, você será capaz de:

1. aplicar as normas de biossegurança para a utilização de equipamentos de proteção individual;
2. adotar o procedimento de higienização e antissepsia das mãos;
3. tomar decisões para adoção de utilização de precauções – padrão, por contato, por aerossol e por gotículas;
4. manusear material estéril;
5. calçar luvas estéreis;
6. aplicar o processo de limpeza e descarte de resíduos de saúde.

O cuidar em enfermagem requer conhecimentos científicos que são constantemente atualizados por meio de protocolos, instruções de trabalho e legislações, sendo necessário que o profissional esteja sempre atento às mudanças na área.

Além disso, o conhecimento sobre noções básicas de biossegurança e precauções universais são primordiais. E o que é biossegurança? É o conjunto de ações voltadas à prevenção e à proteção do trabalhador e dos usuários dos serviços de saúde, de modo que os riscos inerentes às atividades sejam reduzidos – não somente na assistência, mas também nas áreas de pesquisa, produção, ensino, desenvolvimento tecnológico e operacional, bem como na proteção ambiental e na qualidade.

Uma assistência de qualidade necessita que sejam seguidos todos os princípios da segurança do paciente e do trabalhador. Partindo desse pressuposto, vamos refletir sobre a seguinte questão: Qual é o impacto para a saúde do trabalhador e do usuário dos serviços de saúde quando as medidas de biossegurança não são seguidas corretamente?

4.1 Biossegurança: equipamentos de proteção individual, higienização e antissepsia das mãos

As normas de biossegurança são essenciais para os profissionais de saúde, durante a assistência. Conhecê-las faz parte do exercício profissional.

4.1.1 Biossegurança

A biossegurança na área da saúde é regulamentada por um vasto conjunto de normativas de segurança e medicina do trabalho, que visam minimizar os riscos da atuação dos profissionais nos ambientes de saúde. Quando elas não são cumpridas, acarretam ao empregador a aplicação de penalidades previstas na legislação pertinente. A seguir, são listadas as normas regulamentadoras (NRs) de segurança e saúde do trabalho:

NR 01 – DISPOSIÇÕES GERAIS E GERENCIAMENTO DE RISCOS OCUPACIONAIS

NR 02 – INSPEÇÃO PRÉVIA (REVOGADA)

NR 03 – EMBARGO E INTERDIÇÃO

NR 04 – SERVIÇOS ESPECIALIZADOS EM SGURANÇA E EM MEDICINA DO TRABALHO

NR 05 – COMISSÃO INTERNA DE PREVENÇÃO DE ACIDENTES

NR 06 – EQUIPAMENTO DE PROTEÇÃO INDIVIDUAL – EPI

NR 07 – PROGRAMA DE CONTROLE MÉDICO DE SAÚDE OCUPACIONAL

NR 08 – EDIFICAÇÕES

NR 09 – AVALIAÇÃO E CONTROLE DAS EXPOSIÇÕES OCUPACIONAIS A AGENTES FÍSICOS, QUÍMICOS E BIOLOGICOS

NR 10 – SEGURANÇA EM INSTALAÇÕES E SERVIÇOS EM ELETRICIDADE

NR 11 – TRANSPORTE, MOVIMENTAÇÃO, ARMAZENAGEM E MANUSEIO DE MATERIAIS

NR 12 – SEURANÇA NO TRABALHLO EM MÁQUINAS E EQUIPAMENTOS

NR 13 – CALDEIRAS, VASOS DE PRESSÃO E TABULAÇÕES E TANQUES METÁLICOS DE ARMAZENAMENTO

NR 14 – FORNOS

NR 15 – ATIVIDADES E OPERAÇÕES INSALUBRES

NR 16 – ATIVIDADES E OPERAÇÕES PERIGOSAS

NR 17 – ERGONOMIA

NR 18 – SEGURANÇA E SAÚDE NO TRABALHO NA INDÚSTRIA DA CONSTRUÇÃO

NR 19 – EXPLOSIVOS

NR 20 – SEGURANÇA E SAÚDE NO TRABALHO COM INFLAMÁVEIS E COMBUSTÍVEIS

NR 21 – TRABALHOS A CÉU ABERTO

NR 22 – SEGURANÇA E SAÚDE OCUPACIONAL NA MINERAÇÃO

NR 23 – PROTEÇÃO CONTRA INCÊNDIOS

NR 24 – CONDIÇÕES SANITÁRIAS E DE CONFORTO NOS LOCAIS DE TRABALHO

NR 25 – RESÍDUOS INDUSTRIAIS

NR 26 – SINALIZAÇÃO DE SEGURANÇA

NR 27 – REGISTRO PROFISSIONAL DO TÉCNICO DE SEGURANÇA DO TRABALHO (REVOGADA)

NR 28 – FISCALIZAÇÃO E PENALIDADES

NR 29 – NORMA REGULAMENTADORA DE SEGURANÇA E SAÚDE NO TRABALHO PORTUÁRIO

NR 30 – SEGURANÇA E SAÚDE NO TRABALHO AQUAVIÁRIO

NR 31 - SEGURANÇA E SAÚDE NO TRABALHO NA AGRICULTURA, PECUÁRIA SILVICULTURA, EXPLORAÇÃO FLORESTAL E AQUICULTURA

NR 32 - SEGURANÇA E SAÚDE NO TRABALHO EM SERVIÇOS DE SAÚDE

NR 33 - SEGURANÇA E SAÚDE NOS TRABALHOS EM ESPAÇOS CONFINADOS

NR 34 - CONDIÇÕES E MEIO AMBIENTE DE TRABALHO NA INDÚSTRIA DA CONSTRUÇÃO, REPARAÇÃO E DESMONTE NAVAL

NR 35 - TRABALHO EM ALTURA

NR 36 - SEGURANÇA E SAÚDE NO TRABALHO EM EMPRESAS DE ABATE E PROCESSAMENTO DE CARNES E DERIVADOS

NR 37 - SEGURANÇA E SAÚDE EM PLATAFORMAS DE PETRÓLEO

NR-38 - SEGURANÇA E SAÚDE NO TRABALHO NAS ATIVIDADES DE LIMPEZA URBANA E MANEJO DE RESÍDUOS SÓLIDOS (Brasil, 2023)

Nos ambientes de saúde, os profissionais estão expostos a agentes de risco de qualquer componente de natureza física, química, biológica, ergonômica e de acidentes que podem comprometer a saúde do trabalhador.

4.1.2 Equipamentos de proteção

Os equipamentos de proteção dividem-se em equipamentos de proteção individual (EPI) e equipamentos de proteção coletiva

(EPC). Conforme Bergamasco et al. (2020), os EPC proporcionam proteção e eficiência para eliminar os riscos de acidentes de trabalho, oferecendo as vantagens de contribuir para a prevenção de doenças, melhorar as condições laborais, oferecer comodidade, promover a eficácia e a eficiência na execução das atividades e, ainda, apresentar baixo custo a longo prazo. Exemplos de EPC são: placas de sinalização; sensores de presença; cavaletes; fita de sinalização; chuveiro lava-olhos; sistema de ventilação, exaustão e iluminação de emergência; proteção contra ruídos. Já os EPI protegem a integridade física do trabalhador, minimizando os danos à saúde. De acordo com Bergamasco et al. (2020), há os seguintes EPI:

- proteção da cabeça – capacete de segurança, capuz etc.;
- proteção de olhos e face – óculos de proteção, máscaras;
- proteção auditiva – protetor auricular, abafadores de ruídos;
- proteção respiratória – respirador para partículas;
- proteção do tronco – coletes;
- proteção dos membros superiores – luvas de segurança, braçadeiras;
- proteção dos membros inferiores – calçados de segurança, calças.

Os EPI podem ser utilizados isoladamente ou em conjunto para proteger as mucosas, as vias respiratórias, a pele e as roupas do contato com agentes infecciosos. A escolha desses equipamentos depende da natureza da interação com o paciente e/ou da provável transmissão (Bergamasco et al., 2020). O quadro a seguir apresenta os EPI a serem utilizados nos principais procedimentos de enfermagem.

Quadro 4.1 – Procedimentos e EPI

Procedimento	Higiene das mãos	Luvas	Luvas estéreis	Máscara cirúrgica	Óculos	Avental
Verificar sinais vitais	Sim	–	–	–	–	–
Exame físico	Sim	Se houver contato com mucosas ou pele não íntegra	–	Se houver risco respingos de fluidos corporais	Se houver risco de respingos de fluidos corporais	Se houver risco de respingos de fluidos corporais
Examinar feridas ou realizar curativos	Sim	Se houver contato com fluidos corporais	Contato direto com a ferida	Para lavar ou irrigar a ferida	Para lavar ou irrigar a ferida	Para lavar ou irrigar a ferida
Glicemia capilar	Sim	Sim	–	–	–	–
Punção venosa periférica	Sim	Sim	–	–	Se houver risco de respingos de fluidos corporais	–
Inserção de cateter venoso central	Sim	–	Sim	Sim	Sim	Avental estéril
Inserção de cateter vesical	Sim	–	Sim	Sim	Sim	Se houver risco de respingos de fluidos corporais
Cuidados com cateter vesical	Sim	Sim	–	Se houver risco de respingos de fluidos corporais	Sim	Se houver risco de respingos de fluidos corporais

(continua)

(Quadro 4.1 - conclusão)

Procedimento	Higiene das mãos	Luvas	Luvas estéreis	Máscara cirúrgica	Óculos	Avental
Aspiração de tubo endotraqueal ou traqueostomia	Sim	–	Sim	Sim	Sim	Se houver risco de respingos de fluidos corporais
Higiene oral	Sim	Sim	–	Sim	Sim	Se houver risco de respingos de fluidos corporais
Higiene íntima / troca de fralda	Sim	Sim	–	Se houver risco de respingos de fluidos corporais	Se houver risco de respingos de fluidos corporais	Se houver risco de respingos de fluidos corporais

Fonte: Bergamasco et al., 2020, p. 95.

4.1.3 Higienização e antissepsia das mãos

As mãos são um importante veículo de transmissão de patógenos, sendo elas as responsáveis pelas infecções exógenas primárias, as quais ocorrem quando um microrganismo é introduzido em um local suscetível, comumente pela realização de um procedimento invasivo, provocando o rompimento de barreiras naturais do organismo, como pele e mucosas. Essas infecções podem ocorrer, por exemplo, nos seguintes procedimentos: curativos; inserção de cateter intravenoso; aplicação de medicação subcutânea; sondagem vesical e incisões cirúrgicas (Paula et al., 2017).

Na pele, estão presentes dois tipos de flora: (1) residente, multiplica-se em camadas profundas da pele, glândulas sebáceas e folículos pilosos, o que dificulta sua remoção pela higiene simples das mãos, sendo necessária a técnica de degermação; e (2) transitória, adquirida em contato direto com o meio ambiente, contaminando a pele temporariamente. As floras transitórias são removidas com a higiene frequente das mãos (Paula et al., 2017).

A transferência de patógenos pelas mãos ocorre por meio de: organismos presentes na pele do paciente ou no ambiente inanimado (móveis, utensílios pessoais, equipamentos de soro e extensão de sondas, entre outros); organismos transferidos para as mãos dos trabalhadores de saúde; organismos que sobreviveram nas mãos; higienização inadequada das mãos, resultando em mãos contaminadas; transmissão dos organismos em mãos contaminadas (Paula et al., 2017).

A higienização das mãos é uma medida individual simples e menos dispendiosa de prevenção da propagação de infecções relacionadas à assistência à saúde (Iras) (Paula et al., 2017).

A correta higienização das mãos envolve os procedimentos indicados no quadro a seguir.

Quadro 4.2 – Procedimentos de higienização de mãos

Higienização simples das mãos	▪ Ação de higienizar as mãos com água e sabão líquido comum. ▪ Finalidade: remover os microrganismos que colonizam as camadas superficiais da pele, assim como na presença de sujidade visível, como suor, oleosidade e células residuais que podem funcionar como reservatórios para a proliferação de microrganismos.
Higienização antisséptica das mãos	▪ Ação de higienizar as mãos com água e sabão líquido associado a agente antisséptico, como sabão degermante. ▪ Finalidade: promover a remoção de sujidade e microrganismos das mãos, reduzindo, assim, a carga microbiana.

(continua)

(Quadro 4.2 – conclusão)

Fricção antisséptica das mãos com preparação alcoólica	• Fricção de preparação alcoólica nas mãos, sem a necessidade de enxágue ou secagem com papel toalha. • Álcool 70%[1] com 1 a 3% de glicerina também é indicado para reduzir a carga microbiana das mãos, e poderá substituir a higiene das mãos com água e sabão, quando as mãos não estiverem visivelmente sujas.
Antissepsia cirúrgica ou preparo pré-operatório das mãos	• Utilização de escova impregnada com solução antisséptica para eliminar os micro-organismos da flora transitória e reduzir a microbiota residente da pele.

Fonte: Elaborado com base em Brasil, 2013a.

Indicações da higienização das mãos

Segundo o protocolo do Ministério da Saúde (Brasil, 2013a), a prática de higienização das mãos deve ocorrer quando três elementos se encontram presentes: (1) paciente, (2) profissional de saúde e (3) assistência ou tratamento envolvendo o contato com o paciente ou suas imediações (ambiente do paciente).

Os produtos para higienização devem estar à vista e ao alcance dos profissionais no local em que ocorre a assistência, sem necessidade de deslocamento para outro ponto. Os produtos podem estar localizados em dispensadores fixados na parede, frascos fixados na cama ou na mesa de cabeceira do paciente, nos carrinhos de curativos/medicamentos levados para o ponto de assistência ou podem ser portados pelos profissionais em frascos individuais de bolso.

A higienização das mãos deve ocorrer conforme os cinco momentos estabelecidos pela Organização Mundial da Saúde

---

1   Razão em gramas de álcool absoluto contido em 100 gramas de uma mistura hidroalcóolica.

(OMS) e preconizados pela Agência Nacional de Vigilância Sanitária (Anvisa) (Brasil, 2007, 2013a):

1. Antes do contato com o paciente.
2. Antes da realização de procedimentos, como calçar luvas, fazer curativos, preparar e administrar medicação, entre outros.
3. Após exposição a fluidos corporais (exposição/risco), como sangue, líquido corporal, secreções, excreções e artigos ou equipamentos contaminados por esses fluidos, após retirar as luvas, entre outros.
4. Após contato com o paciente.
5. Após tocar superfícies próximas ao paciente – essa atividade inclui a higiene das mãos após o toque em objetos próximos ao paciente e entre um procedimento e outro realizado no mesmo paciente.

Procedimentos operacionais

O modo de realização dos procedimentos operacionais, com detalhes do passo a passo, consta em documento da Anvisa intitulado *Anexo 1: Protocolo para a prática de higiene das mãos em serviços de saúde* (Brasil, 2013a), dos quais destacamos os seguintes procedimentos:

- higienização simples – com sabonete líquido e água;
- higienização antisséptica;
- fricção antisséptica com preparação alcoólica.

Existem várias condutas preventivas que devem ser adotadas para prevenir as Iras, sendo tais condutas chamadas de *precauções*. O principal objetivo de isolamento para as Iras é a prevenção da transmissão dos patógenos de um paciente para o outro, bem como para o profissional de saúde.

4.2 Precauções padrão e específica

Segundo o Center for Disease Control and Prevention (CDC), órgão americano, há dois tipos de precaução: (1) padrão, que deve ser aplicada a todos os atendimentos a pacientes; e (2) específica, que deve ser aplicada, além da precaução padrão, quando a doença tem alguma maneira de transmissão específica (por contato ou respiratória, esta última pode ocorrer por gotículas ou aerossóis). Tal classificação também é vigente no Brasil, conforme indicação da Anvisa, e seguida pelos estabelecimentos de saúde (Rodrigues et al., 2011; Brasil, 2017a; Ferreira et al., 2017).

Aliados às precauções, estão os isolamentos, organizados especificamente por doença ou categoria, conforme detalharemos a seguir, juntamente ao tema das precauções.

4.2.1 Precaução padrão

A precaução padrão compreende um conjunto de práticas aplicadas a todos os pacientes com o objetivo de prevenção da infecção, independentemente de o paciente estar suspeito ou confirmado para doenças infectocontagiosas, sempre na presença de risco de contato com sangue, fluidos corpóreos, secreções e excreções ou em contato com pele com solução de continuidade (lesionada) e mucosas (Barros; Lopes; Morais, 2019; Rodrigues et al., 2020).

Nesses casos, as medidas adotadas são:

- **higienização das mãos** – realizada conforme os cinco momentos estabelecidos;

- **luvas** – em caso de risco de contato com sangue ou outros fluidos corpóreos, para tocar membranas, mucosas e pele não intacta, para tocar itens e superfícies contaminadas;
- **máscara, óculos protetores ou proteção facial** – recomendados para evitar contaminação via ocular durante procedimentos que envolvam riscos de salpicos, respingos de sangue, fluidos corporais e secreções ou espirros;
- **avental e sapato adequado** – utilizados para evitar o contato com qualquer material biológico e, consequentemente, contaminação;
- **artigos e equipamentos de assistência** – após a utilização, devem ser limpos e desinfectados ou esterilizados conforme a classificação do artigo;
- **ambiente** – deve-se seguir os procedimentos de rotina para adequada limpeza e descontaminação das superfícies ambientais, principalmente aquelas tocadas pelo paciente com frequência;
- **roupas e lavanderia** – é preciso manejar as roupas de modo que se impeça a transferência de micro-organismos para o paciente;
- **acomodação do paciente** – recomenda-se priorizar acomodação individual em casos em que há maior risco de transmissão microbiana;
- **reanimação do paciente** – deve-se utilizar bocal, reanimador ou outros dispositivos de ventilação para evitar o contato com a boca e as secreções orais;
- **objetos cortantes** – recomenda-se não reencapar, dobrar ou quebrar, e sempre utilizar equipamentos com dispositivos de segurança e descartá-los em recipientes rígidos à perfuração (Siegel et al., 2007; Barros; Lopes; Morais, 2019; Rodrigues et al., 2020).

4.2.2 Precaução específica de contato

A precaução de contato é indicada para os casos confirmados ou com suspeita de infecção ou contaminação por micro-organismos, micro-organismos multirresistentes ou aqueles relevantes epidemiologicamente, que podem ser transmitidos por contato direto (contato físico) ou indireto (mãos, materiais, equipamentos ou superfícies no ambiente do paciente) (Barros; Lopes; Morais, 2019; Rodrigues et al., 2020).

Durante a internação do paciente, é necessária a utilização de quarto privativo ou quarto dividido com paciente que apresente infecção pelo mesmo agente e não tenha nenhuma outra infecção ou colonização por outro agente (isolamento em coorte[2]).

É mandatório aplicar as medidas de precaução intensificando a higienização das mãos com antisséptico, como álcool em gel ou soluções degermantes (clorexidina a 2% ou iodopovidona – PVPI – a 10%) (Barros; Lopes; Morais, 2019; Rodrigues et al., 2020).

Além disso, deve-se adotar as seguintes recomendações:

- **avental** – o profissional deve vestir avental sempre que entrar no quarto e retirá-lo após cada uso, descartando-o;
- **copa** – a bandeja deve ser deixada na mesa de refeições, e a rotina de coleta deve ser organizada para evitar risco de contaminação cruzada; o material recolhido deve ser colocado em saco plástico branco ou transparente. Além disso, é necessário higienizar as mãos;
- **equipamentos e materiais** – panos de limpeza e produtos desinfetantes devem estar disponíveis para assegurar a limpeza e a desinfecção de itens envolvidos no contato direto

---

2 Isolamento em coorte é a separação, em uma mesma enfermaria ou área, de pacientes com o mesmo tipo de infecção ou agente etiológico.

com o paciente (equipamento de beira de leito e superfícies próximas, entre outros) a cada plantão e, no mínimo, diariamente. O uso de itens como estetoscópio, esfigmomanômetro, comadre, termômetro, material de banho e bandeja de medicação deve se restringir ao paciente (se possível) ou os itens devem ser reprocessados antes de serem utilizados em outro paciente. É importante separar o número mínimo e suficiente de materiais para realizar o procedimento;

- **roupas de cama** – as roupas de cama devem ser separadas antes de o profissional entrar no quarto, e apenas na quantidade necessária para o uso. As roupas sujas devem ser colocadas no *hamper* (saco para transporte) dentro do quarto e encaminhadas para a lavanderia quando ele atingir 2/3 de sua capacidade;
- **transporte** – o transporte do paciente deve ser limitado a finalidades essenciais, sendo mantidas as precauções. O profissional deve assegurar-se de que as áreas contaminadas/colonizadas/infectadas estejam cobertas e contidas, notificar o setor que receberá o paciente e o serviço de transporte interno quanto às precauções. O funcionário do transporte deve desinfetar a maca para que ocorra a manipulação segura. Durante o transporte, não é necessário o uso de luvas e avental (para evitar que encostem em superfícies, como botão do elevador e maçaneta de porta). As luvas e o avental devem ser utilizados somente na transferência da maca para a cama, ou conforme as normas estabelecidas pela instituição;
- **limpeza ambiente e retirada de resíduos** – são necessárias a limpeza concorrente a cada plantão, a retirada de resíduo conforme padronizado e a higienização das mãos após a retirada de luvas;
- **EPI** – os EPI devem ser utilizados por todos os profissionais;

- **suspensão das precauções** – o paciente deve ser transferido de quarto para que seja feita limpeza terminal no quarto de origem, e a placa de precauções não deve ser retirada da porta do quarto até que a limpeza terminal seja realizada (Siegel et al., 2007; Barros; Lopes; Morais, 2019).

4.2.3 Precauções específicas respiratórias: aerossol e gotículas

Precauções respiratórias são consideradas medidas de segurança utilizadas para prevenir a transmissão de doenças infecciosas que podem ser disseminadas por meio do ar. As precauções respiratórias são para aerossóis e gotículas, e cada uma delas conta com características e medidas específicas para proteger tanto os profissionais de saúde quanto os pacientes e a comunidade.

Precauções respiratórias para aerossol

As precauções respiratórias para aerossol são medidas para a prevenção de transmissão microbiana por meio de aerossóis (partículas com menos de 5 micrômetros), em casos suspeitos ou confirmados. Essas partículas têm propensão de permanecerem suspensas no ar e serem dispersadas a longas distâncias. São exemplos desse tipo de transmissão: varicela, herpes-zóster disseminado ou localizado, sarampo e tuberculose (Siegel et al., 2007; Barros; Lopes; Morais, 2019; Rodrigues et al., 2020).

O local de internação é um quarto privativo, com pressão em relação à área externa; além disso, deve ser realizada a filtragem do ar de 6 a 12 vezes por hora. A porta do quarto deve ser mantida fechada. Em situações de ausência de quartos com essas características, é necessário manter o paciente em quarto privativo, com as portas fechadas e as janelas abertas, permitindo boa ventilação (Barros, Lopes; Morais, 2019; Rodrigues et al., 2020). A porta do quarto deve apresentar sinalização e, no prontuário, precisa constar o identificador específico do quarto (Siegel et al., 2007). Essas ações têm o objetivo de alertar a equipe envolvida na assistência ao paciente quanto aos cuidados e à utilização de EPI adequados (Siegel et al., 2007).

Essas precauções ainda incluem a utilização de máscara de alta eficiência (N95 ou PFF2) (Siegel et al., 2007). A reutilização dessas máscaras é permitida se elas forem utilizadas pelo mesmo profissional, por longos períodos; contudo, precisam ser mantidas íntegras, limpas e secas. Para o transporte do paciente, este deve estar com máscara cirúrgica. Todas as visitas são restritas e recebem orientação do enfermeiro (Rodrigues et al., 2020).

A seguir, são descritas algumas recomendações, além das já mencionadas, como medidas de precaução:

- **Medidas adicionais ao tossir** – o profissional deve orientar o paciente a cobrir a boca e o nariz ao tossir ou espirrar, e a higienizar as mãos imediatamente.
- **Suspensão das precauções** – o paciente deve ser transferido de quarto para que seja feita limpeza terminal no quarto de origem, e a placa de precauções não deve ser retirada da porta do quarto até que a limpeza terminal seja realizada (Barros; Lopes; Morais, 2019).

Precauções respiratórias para gotículas

As precauções respiratórias para gotículas são medidas adotadas para evitar a transmissão microbiana por gotículas originadas de tosse, fala ou espiro, gotículas com menos de 5 micras. Essas gotículas podem se depositar a uma curta distância (1 a 1,5 metro), na conjuntiva, na mucosa oral ou nasal (Barros; Lopes; Morais, 2019; Rodrigues et al., 2020). Esse tipo de precaução é indicado para os casos de infecção por *Neisseria meningitidis*, *Haemophilus influenzae*, pneumococo, rubéola, caxumba, *Bordetella pertússis*, entre outros (Barros; Lopes; Morais, 2019).

A internação de paciente deve ocorrer em quarto privativo ou, caso não haja essa possibilidade, em quarto de paciente com infecção pelo mesmo micro-organismo. Em todos os casos, deve ser utilizada máscara cirúrgica quando a proximidade com o paciente for menor do que 1 metro. Não é necessário usar máscaras tipo N95. Ao sair do quarto, o profissional deve desprezar a máscara (Barros; Lopes; Morais, 2019; Rodrigues et al., 2020).

A seguir, são descritas algumas recomendações, além das já mencionadas, como medidas de precaução:

- **Transporte do paciente** – limitar o transporte, porém, em caso de necessidade, o paciente deve ser transportado utilizando a máscara cirúrgica. Sempre notificar o setor que o receberá sobre as precauções.
- **Medidas adicionais ao tossir** – orientar o paciente a cobrir a boca e o nariz ao tossir e espirrar, e a higienizar as mãos imediatamente.
- **Suspensão das precauções** – efetuar a transferência do paciente do quarto de origem e cumprir a limpeza terminal. Somente retirar a placa sinalizadora do quarto quando a limpeza terminal tiver sido finalizada (Barros; Lopes; Morais, 2019).

4.3 Materiais estéreis

Os profissionais de saúde manuseiam materiais estéreis, e executam procedimentos que têm o mesmo princípio; por isso, é necessário conhecer o processo de manipulação de material estéril e de colocação de luvas.

4.3.1 Abertura de material estéril

O ambiente hospitalar, mesmo mantendo procedimentos rigorosos de higiene e limpeza, pode conter diferentes contaminantes. Nesse sentido, a manipulação de material estéril requer extremo rigor, de modo que não haja contaminação com o meio.

Os materiais estéreis são artigos descartáveis de uso médico, odontológico ou laboratorial, ou reprocessados (estes, no caso, precisam garantir sua esterilidade). Durante a manipulação, é necessário aplicar a técnica asséptica adequada, atentar-se ao manuseio e à abertura correta dos materiais, visando à segurança do paciente (Brasil, 2009)

Os passos para a abertura de material estéril são:

- higienizar as mãos;
- segurar o pacote afastado do corpo e soltar a ponta que está afixada com adesivo, levando essa ponta para o lado oposto de quem está manuseando o pacote, e não tocar na área estéril;
- abrir, alternadamente, as pontas laterais do material, sempre seguindo a sequência de abertura no lado oposto de quem o manuseia;
- afastar a ponta do material, que está próxima ao conteúdo do pacote, segurando-a com uma das mãos e, com a outra,

prender as pontas soltas, tendo o cuidado de não contaminar a face interna do material;
- depositar o conteúdo do pacote sobre a mesa de instrumentais (pacotes grandes, como os de aventais, devem ser abertos sobre uma mesa);
- higienizar as mãos;
- ao abrir material estéril, sempre manter certa distância, evitando passar os braços e falar sobre ele (Bergamasco et al., 2020).

4.3.2 Colocação de luvas estéreis

A utilização de luvas estéreis tem relação direta com os conceitos de assepsia e antissepsia, ações que diferem entre si e não podem ser confundidas com desinfeção (Paula et al., 2017).

Eis as diferenças entre os conceitos:

- **Assepsia** – conjunto de práticas e técnicas por meio das quais se evita a penetração de micro-organismos em locais ou objetos isentos desses micro-organismos. Envolve inúmeras ações dos profissionais da saúde para impedir que um material ou tecido seja contaminado.
- **Antissepsia** – meio utilizado para impedir a proliferação de micro-organismos. O termo é utilizado quando se trata de tecidos vivos.
- **Desinfecção** – utilizada para artigos inanimados (Paula et al., 2017).

A utilização de luvas nos serviços de assistência à saúde visa à proteção de profissionais e pacientes do risco de infecção cruzada. A recomendação da OMS (WHO, 2009) indica dois objetivos para a utilização de luvas:

1. Redução do risco de contaminação das mãos dos profissionais de saúde com sangue e outros fluidos corporais.
2. Redução do risco de disseminação de germes para o ambiente e do profissional de saúde para o paciente e vice-versa, bem como de um paciente para o outro.

Contudo, convém alertar que as luvas não ofertam uma proteção completa contra a contaminação, sendo necessário adotar necessárias medidas adicionais, como a correta higienização das mãos antes de calçá-las. Elas podem, ainda, apresentar pequenos defeitos ou contaminar as mãos durante sua remoção, fato que exige a higienização das mãos após a remoção delas para garantir a descontaminação (WHO, 2009; Bergamasco et al., 2020).

As luvas estéreis são utilizadas para garantir que o procedimento seja realizado de maneira asséptica, quando houver a necessidade de manipulação de áreas estéreis, por exemplo, em procedimentos invasivos e/ou cirúrgicos ou, ainda, outros procedimentos em que esse princípio seja necessário. As luvas servem como uma barreira (WHO, 2009; Bergamasco et al., 2020).

As luvas apresentam tamanhos numerados conforme o fabricante: as de procedimentos são confeccionadas nos tamanhos PP, P, M, G e GG, e as estéreis, tamanhos 6,0; 6,5; 7,0; 7,5; 8,0; 8,5 e 9,0. Durante a utilização, as luvas devem ser calçadas e retiradas corretamente para evitar a contaminação das mãos ou do ambiente.

Os passos para a colocação de luvas estéreis são:

- higienizar as mãos;
- selecionar o par de luvas compatível com as mãos;
- verificar as condições do invólucro;
- abrir a embalagem externa, puxando a camada superior, retirar a embalagem interna manuseando somente a parte externa;

- abrir a embalagem interna sobre superfície limpa e seca e expor as luvas esterilizadas de modo que os punhos fiquem voltados para o profissional;
- com o polegar e o indicador da mão não dominante, segurar o punho dobrado da luva esterilizada que será colocada na mão dominante;
- erguer e segurar a luva com os dedos voltados para baixo, cuidando para que ela não toque objetos não esterilizados;
- manter o polegar para fora, deslizar os dedos da mão dominante – já enluvada – por baixo do punho da outra luva e levantá-la;
- inserir a mão não dominante na luva;
- ajustar as luvas nas duas mãos, tocando apenas as áreas esterilizadas (Bergamasco et al., 2020).

Após o procedimento, a retirada das luvas também exige técnica. Os passos para a retirada de luvas estéreis são:

- com a mão dominante, segurar a luva da outra mão perto da extremidade do punho e retirá-la, invertendo-a, fazendo com que a área contaminada fique no lado interno – continuar segurando a luva;
- deslizar os dedos da mão descalçada para dentro da luva restante, segurar a luva pela parte interna e retirá-la, virando a parte interna para fora, sobre a mão e a outra luva;
- desprezar as luvas em local apropriado;
- higienizar as mãos (Bergamasco et al., 2020).

A troca das luvas estéreis deve ocorrer sempre que o profissional entrar em contato com outro paciente ou durante o contato com um mesmo paciente ao trocar de um sítio (local) corporal contaminado para outro limpo, ou quando as luvas estiverem danificadas. Após calçar as luvas, o profissional nunca deve tocar superfícies e materiais não estéreis. Caso se detecte algum dano, como furos, rasgos e umidade, a luva não deve ser utilizada (Bergamasco et al., 2020).

4.4 Limpeza e descarte de resíduos

A limpeza e o descarte de resíduos de saúde são essenciais para a manutenção de um ambiente seguro nos estabelecimentos de saúde. Tais medidas geram proteção para pacientes, profissionais de saúde e meio ambiente, evitando contaminações e infecções. O gerenciamento correto desses resíduos envolve um conjunto de práticas que garantem a higienização dos locais e a eliminação segura de materiais utilizados na assistência.

4.4.1 Limpezas concorrente, terminal e de manutenção

Antes de abordarmos os passos para a limpeza, é pertinente distinguir estes conceitos:

- **Limpeza** – processo destinado à remoção das sujidades orgânicas e inorgânicas nocivas à saúde e à remoção de grande parte da carga microbiana.
- **Limpeza concorrente** – processo de limpeza realizado diariamente em diferentes dependências: unidade do paciente, piso de quartos e enfermarias, corredores, saguões, instalações sanitárias, áreas administrativas etc. A limpeza recorrente é efetuada enquanto o paciente utiliza a acomodação, visando à manutenção do espaço.

- **Limpeza terminal** – feita após a saída do paciente, por alta, óbito ou transferência. Envolve a limpeza de superfícies, verticais ou horizontais, e a desinfecção de mobiliário e suportes. É efetuada periodicamente, com horário e dia da semana preestabelecidos.
- **Limpeza de manutenção** – tem como objetivo a manutenção do padrão da limpeza das dependências, realizada sempre nos intervalos entre as limpezas concorrentes ou terminais (Resende, 2011; Brasil, 2010; Bergamasco et al., 2020).

Salientamos que existe diferença entre os termos *higienização* (ato de limpar) e *desinfecção* (processo que destrói micro-organismos patogênicos ou não, com exceção dos esporos bacterianos por meio químico ou físico), para evitar confusão que possa comprometer o processo de desinfecção. A limpeza concorrente visa remover a sujidade e a flora bacteriana da superfície de equipamentos (oxímetro de pulso, bomba infusora, cama, coxins etc.), reduzindo, assim, a infecção hospitalar (Resende, 2011; Brasil, 2010).

Na limpeza concorrente, compete à equipe de enfermagem a retirada de materiais ou equipamentos resultantes da assistência nos espaços de saúde (quartos, enfermarias ou qualquer outra unidade) para que a equipe de limpeza possa proceder à limpeza concorrente ou terminal. Cabe destacar que, nos casos em que o leito se encontra ocupado, a responsabilidade da limpeza concorrente é da enfermagem, visto que a manipulação indevida na cama pode causar prejuízos à saúde do paciente, por exemplo, o deslocamento de drenos e cateteres (Resende, 2011; Brasil, 2010; Bergamasco et al., 2020).

As áreas de higienização hospitalar podem ser classificadas como: críticas (locais em que são realizados procedimentos invasivos), semicríticas (espaços ocupados por pacientes com doenças de baixa transmissão), não críticas (locais em que não são realizados procedimentos médicos), comuns (espaços de circulação) e externas (fora do estabelecimento) (Brasil, 2010).

A limpeza concorrente pode ser realizada com a seguinte frequência, podendo haver necessidade de higienização adicional: uma vez ao dia em áreas críticas, semicríticas e comuns; uma vez ao dia ou em dias alternados em áreas não críticas; e duas vezes na semana e áreas externas (Brasil, 2010).

Já a limpeza terminal pode ser realizada com a seguinte frequência, podendo haver necessidade de higienização adicional: semanal em áreas críticas, semicríticas e externas; e mensal em áreas não críticas e comuns (Brasil, 2010).

4.4.2 Limpeza e desinfecção de artigos não críticos

A limpeza é um processo mecânico para remoção de sujidade com a utilização de água e detergente para que se possa manter o estado de asseio de artigos e superfícies. Nesse processo, pode ser utilizado detergente alcalino para a remoção de materiais orgânicos, pois ele digere e dissolve sangue, tecidos e resíduos de todas as partes dos artigos. Já o processo de desinfecção é físico ou químico, eliminando maior parte ou todos os micro-organismos patogênicos, exceto esporulados (Giovani et al., 2014).

Nos estabelecimentos de saúde, o processo de limpeza ocorre na sala de utilidades ou expurgo, que se destina à recepção, à limpeza, à desinfecção e à separação de todo material contaminado, bem como ao acondicionamento temporário de resíduos (Giovani et al., 2014).

Artigos hospitalares são instrumentos de diversas naturezas, que podem ser veículo de contaminação. Eles são classificados segundo o potencial de transmissão de infecção:

- **Artigos críticos** – utilizados em procedimentos invasivos que penetram na pele e em mucosas adjacentes, tecidos subepiteliais e sistema vascular. Exemplos: agulhas, campos, gazes, compressas, fios cirúrgicos, implantes.
- **Artigos semicríticos** – entram em contato com mucosas íntegras colonizadas e exigem uma desinfecção de alto nível. Exemplos: nebulizadores, umidificadores, inaladores, endoscópios.
- **Artigos não críticos** – destinados ao contato com pele íntegra, assim como aqueles que não entram em contato direto com o paciente. Os artigos não críticos requerem limpeza e/ou desinfecção de baixo nível, entre um uso e outro. Exemplos: termômetros axilares, manguito de esfigmomanômetro, sensor do oxímetro de pulso, comadre (Giovani et al., 2014).

4.4.3 Descarte de resíduos

Os estabelecimentos de assistência à saúde (hospitais, clínicas médicas, clínicas odontológicas, laboratórios, bancos de sangue, necrotérios e outras instituições de saúde) são geradores de resíduos sólidos de serviço de saúde (RSS), que podem ser nocivos ao ser humano quando descartados de maneira inadequada, gerando a proliferação de doenças infectocontagiosas, como hepatite C, hepatite B e Aids (*Acquired Immune Deficiency Syndrome*, ou Síndrome da Imunodeficiência Adquirida). O descarte correto precisa ser realizado pelos profissionais de saúde (Bergamasco et al., 2020).

Com o objetivo de reduzir o impacto ambiental e educar, o Conselho Nacional do Meio Ambiente (Conama) elaborou a Resolução n. 275, de 25 de abril de 2001 (Brasil, 2001), orientando o descarte de acordo com as cores dos sacos e recipientes padronizados. Conforme a Resolução da Diretoria Colegiada (RDC) n. 306, de 7 de dezembro de 2004 (Brasil, 2004), da Anvisa, e a Resolução Conama n. 358, de 29 de abril de 2005 (Brasil, 2005), são exigidos não só o descarte correto do material, mas também a destinação no ambiente intra e extra hospitalar. A Resolução Conama n. 358/2005, que propõe a classificação dos RSS com base na RDC n. 306/2004 da Anvisa, indica que os resíduos são assim classificados:

- **Grupo A (potencialmente infectantes)** – resíduos que, possivelmente, estão contaminados com agente biológico. Pertencem a esse grupo os seguintes subgrupos:

  - **A1** – culturas e estoques de agentes infecciosos, resíduos de fabricação de produtos biológicos, exceto hemoderivados, descarte de vacinas de micro-organismos vivos ou atenuados, meios de cultura, resíduos de laboratório de genética e bolsas de sangue ou hemoderivados, entre outros.
  - **A2** – carcaças, peças anatômicas e viscerais de animais e cama destes, entre outros.
  - **A3** – peças anatômicas, produtos de fecundação sem sinais vitais com pelo menos 500 gramas, entre outros.
  - **A4** – *kits* de linhas arteriais endovenosas e dialisadores, entre outros.
  - **A5** – órgãos, tecidos e fluidos orgânicos com suspeita de contaminação com proteína priônica e resíduos

resultantes de atenção à saúde desses indivíduos ou animais, entre outros.

- **Grupo B (resíduos químicos)** – substâncias químicas possíveis de oferecer risco à saúde pública ou ao meio ambiente. Resíduos de medicamentos ou insumos farmacêuticos vencidos, contaminados, apreendidos para descarte, parcialmente utilizados e demais impróprios para consumo: produtos hormonais, antibacterianos, citostáticos, antineoplásicos, digitálicos[3], imunossupressores, imunomoduladores e antirretrovirais. Resíduos de insumos farmacêuticos dos medicamentos controlados pela Portaria n. 344, de 12 de maio de 1998 (Brasil, 1998), do Ministério da Saúde, e suas atualizações. Saneantes, desinfetantes e desinfestantes.
- **Grupo C (rejeitos radioativos)** – resíduos que contenham radionuclídeos em quantidades superiores aos limites de isenção especificados nas normas da Comissão Nacional de Energia Nuclear (CNEN) e para os quais a reutilização é imprópria ou não prevista.
- **Grupo D (resíduos equiparados aos resíduos domiciliares)** – resíduos que não apresentam risco biológico, químico ou radiológico à saúde ou ao meio ambiente, podendo ser equiparados aos resíduos domiciliares.
- **Grupo E (resíduos perfurocortantes)** – resíduos como lâminas de barbear, agulhas, escalpes, ampolas de vidro, brocas, limas endodônticas, pontas diamantadas, lâminas de bisturi, lancetas, tubos capilares, micropipetas, lâminas e lamínulas, espátulas e todos os utensílios de vidro quebrados

---

3 Grupo de medicamentos usados no tratamento de algumas doenças cardíacas.

no laboratório (pipetas, tubos de coleta sanguínea e placas de Petri[4]) e outros similares.

> **Para saber mais**
>
> Confira o documento indicado a seguir, no qual constam as cores adequadas de cada recipiente ou lixeira para descartar os RSS:
>
> BRASIL. Conselho Nacional do Meio Ambiente. Resolução n. 275, de 25 de abril de 2001. **Diário Oficial da União**, Brasília, DF, 19 jun. 2001. Disponível em: <https://www.siam.mg.gov.br/sla/download.pdf?idNorma=291#:~:text=Resolu%C3%A7%C3%A3o%20CONAMA%20n%C2%BA%20275%20de,informativas%20para%20a%20coleta%20seletiva>. Acesso em: 5 set. 2024.

Síntese

Neste capítulo, expusemos que a segurança do profissional de saúde e do paciente pode ser intensificada com medidas simples, como a higienização das mãos – que é a mais simples e acessível medida para a prevenção da ocorrência das infecções relacionadas à assistência à saúde (Iras) –, evitando-se a transmissão de micro-organismos entre pacientes e entre um sítio contaminado e outro limpo no mesmo paciente.

Além disso, a segurança na utilização de equipamentos de proteção individual (EPI) e equipamentos de proteção coletiva

---

4   Utensílios comumente usados em laboratórios de microbiologia.

(EPC) fazem toda a diferença no atendimento a pacientes, sendo essa uma precaução padrão.

O manuseio adequado de materiais estéreis garante um procedimento livre da presença de micro-organismos indesejáveis. Já os artigos que, após serem utilizados, necessitam de limpeza e/ou desinfecção de baixo ou alto nível.

Outro fator importante e resultante da assistência é a geração de resíduos sólidos de serviço de saúde (RSS), que necessitam ser descartados em recipientes apropriados, sempre com observação da legislação vigente.

Questões para revisão

1. Os equipamentos de proteção são classificados em EPI e EPC. Os EPC proporcionam a proteção e apresentam eficiência para eliminar os riscos de acidentes de trabalho. Os EPI protegem a integridade física do trabalhador, minimizando os danos à saúde. Nos tipos e respectivos exemplos de EPI indicados a seguir, assinale V para verdadeiro e F para falso.
    ( ) Proteção da cabeça – capacete de segurança, capuz etc.
    ( ) Proteção dos olhos e face – óculos de proteção, máscaras
    ( ) Proteção auditiva – protetor auricular, abafadores de ruídos
    ( ) Proteção respiratória – respirador para partículas
    ( ) Proteção do tronco – coletes
    ( ) Proteção dos membros superiores – luvas de segurança, braçadeiras
    ( ) Proteção dos membros inferiores – calçados de segurança, calças

    Agora, marque a alternativa que apresenta a sequência de preenchimento correta:

a) V, V, V, V, V, V, V
b) F, F, F, F, F, F, F
c) V, V, V, V, F, V, V
d) V, F, F, V, V, V, F
e) F, V, F, V, F, V, F

2. Os EPI podem ser utilizados isoladamente ou em conjunto para proteger mucosas, vias respiratórias, pele e roupas do contato com agentes infecciosos. Para a avaliação de uma ferida ou de um curativo, quais procedimentos e EPI devem ser utilizados?

   a) Higienização das mãos, luvas, touca, máscara cirúrgica, óculos, avental
   b) Higienização das mãos, luvas, touca, máscara cirúrgica, óculos
   c) Higienização das mãos, luvas, máscara cirúrgica, óculos, avental
   d) Higienização das mãos, touca, máscara cirúrgica, óculos, avental
   e) Higienização das mãos, luvas, óculos, avental

3. Com relação à limpeza, há quatro classificações. Associe-as corretamente a suas descrições.

   I) Limpeza
   II) Limpeza concorrente
   III) Limpeza terminal
   IV) Limpeza de manutenção

   ( ) Processo destinado à remoção das sujidades orgânicas e inorgânicas nocivas à saúde e à remoção de grande parte da carga microbiana.
   ( ) Processo de limpeza realizado diariamente em diferentes dependências: unidade do paciente, piso de quartos

e enfermarias, corredores, saguões, instalações sanitárias, áreas administrativas etc. Essa limpeza é realizada enquanto o paciente utiliza a acomodação, visando a manutenção do espaço.

( ) Tem como objetivo a manutenção do padrão da limpeza das dependências, realizada sempre nos intervalos entre as limpezas concorrentes ou terminais.

( ) Limpeza realizada após a saída do paciente, por alta, óbito ou transferência. Envolve a limpeza de superfícies, verticais ou horizontais, e a desinfecção de mobiliário e suportes. É realizada periodicamente, com horário e dia da semana preestabelecidos.

Agora, marque a alternativa que apresenta a sequência de preenchimento correta:

a) I, II, III, IV
b) IV, III, II, I
c) III, I, IV, II
d) I, IV, II, III
e) I, II, IV, III

4. A precaução específica de contato é indicada para os casos confirmados ou com suspeita de infecção ou contaminação por micro-organismos, micro-organismos multirresistentes ou aqueles relevantes epidemiologicamente, que podem ser transmitidos por contato físico ou por meio de mãos, materiais, equipamentos ou superfícies no ambiente do paciente, por contato direto ou indireto. Para evitar infecção ou contaminação, em qual tipo de quarto o paciente deve ser acomodado nesse caso?

5. A higienização das mãos é uma medida individual simples e menos dispendiosa para que haja a prevenção da propagação das Iras. A higienização envolve a ação de higienizar as mãos por meio de alguns procedimentos. Cite os quatro procedimentos utilizados para a higienização das mãos.

Questões para reflexão

1. A precaução padrão compreende um conjunto de práticas aplicadas a todos os pacientes para prevenção da infecção, independentemente de o paciente estar suspeito ou confirmado para doenças infectocontagiosas, sempre na presença de risco de contato com sangue, fluidos corpóreos, secreções e excreções ou no caso do contato com pele com solução de continuidade (lesionada) e mucosas. Quais medidas devem ser adotadas nessa situação?

2. A limpeza concorrente visa remover a sujidade e a flora bacteriana da superfície de equipamentos (oxímetro de pulso, bomba infusora, cama, coxins etc.), reduzindo, assim, a infecção hospitalar. Com relação ao processo de limpeza, quais ações competem à equipe de enfermagem?

3. Os estabelecimentos de assistência à saúde (hospitais, clínicas médicas, clínicas odontológicas, laboratórios, bancos de sangue, necrotérios e outras instituições de saúde) são geradores de RSS. Com o objetivo de reduzir o impacto ambiental e educar, o Conama elaborou a Resolução n. 275/2001, orientando o descarte de acordo com as cores de sacos e recipientes padronizados. Quais são os principais motivos que levam os profissionais de saúde a não realizar a segregação correta dos resíduos?

Capítulo 5
Sinais vitais

Cristiano Caveião

Conteúdos do capítulo:

- Aferição de frequência cardíaca.
- Aferição de pulso apical e pulso radial.
- Aferição de respiração e oximetria de pulso.
- Aferição de pressão arterial.
- Aferição de temperatura.
- Procedimentos para avaliação da dor e da glicemia capilar.

Após o estudo deste capítulo, você será capaz de:

1. executar a aferição dos sinais vitais;
2. reconhecer os valores das faixas de normalidade dos sinais vitais;
3. sistematizar o cuidado em enfermagem.

A aferição dos sinais vitais (SSVV) é um procedimento que acompanha os enfermeiros ao longo de sua atuação profissional e que reflete possíveis alterações nos sistemas corporais, ou seja, garante a verificação das funções corporais. Os SSVV podem indicar sinais que antecedem graves problemas ou que poderão levar ao óbito.

A frequência com que os SSVV devem ser aferidos segue a prescrição médica ou a de enfermagem, variando conforme a condição clínica do paciente. Antes dos procedimentos, é necessário seguir algumas normas gerais, como:

- higienizar as mãos antes e após o procedimento;
- separar os materiais necessários – bandeja, luvas de procedimento, glicosímetro, lanceta, fita reagente, relógio, esfigmomanômetro de tamanho compatível com o membro do paciente, estetoscópio, termômetro, oxímetro, relógio, álcool 70%, algodão, caneta e instrumento para o registro dos dados; removedor de esmalte, para casos de aferição da oximetria em pacientes com unhas esmaltadas[1];
- cumprir a colocação sequencial dos equipamentos de proteção individual (EPI), conforme o caso;
- certificar-se sempre do procedimento a ser realizado no paciente correto;
- explicar o procedimento ao paciente e/ou acompanhante;
- posicionar o paciente de modo que este fique confortável;
- certificar-se de que o paciente está em repouso;
- higienizar bandeja, materiais e equipamentos antes e após o uso;
- após a aferição, comunicar ao paciente e ao médico assistente as alterações.

---

1 O esmalte interfere na leitura da oximetria, podendo gerar um falso resultado.

Imediatamente após a aferição, é importante registrar no prontuário: dados do paciente, informando a data e a hora do procedimento; dados aferidos; queixas; estado geral do paciente; intercorrências e providências adotadas; nome completo e registro profissional do responsável pelo procedimento.

5.1 Conceitos gerais

A atuação do enfermeiro na aferição da frequência cardíaca e do pulso é uma tarefa corriqueira da prática profissional, visto que objetiva o monitoramento do estado de saúde do paciente e a detecção precoce de possíveis alterações cardiovasculares.

A aferição dos batimentos cardíacos pode ser realizada com ausculta sobre a região do coração ou pela palpação nos pulsos apical e radial[2].

A seguir, explicitamos alguns conceitos que fundamentam a compreensão e a interpretação da aferição da frequência cardíaca, relacionados às terminologias cardíacas:

- **Ciclo cardíaco** – sequência de fatos que ocorrem a cada batimento cardíaco. O coração ciclicamente se contrai e relaxa. Ao contrair, ejeta o sangue em direção às artérias (sístole) e, ao relaxar, recebe o sangue proveniente das veias (diástole).
- **Ausculta cardíaca** – sons gerados pelo ciclo cardíaco e seu significado. Os batimentos cardíacos são marcados por dois sons: "tum" e "tá".

---

2   O pulso apical é a medida da frequência cardíaca no ápice do coração; é feita com a ajuda de um estetoscópio. O pulso radial é um pulso periférico, localizado na borda lateral do punho, que pode ser sentido com a polpa dos dedos indicador e médio.

- *Ictus-cordis* – choque de ponta do coração. Sensação tátil da sístole do ventrículo esquerdo e percebida no quarto e no quinto espaços intercostais esquerdos, na linha hemiclavicular.
- **Frequência cardíaca ou ritmo cardíaco** – número de vezes que o coração bate (ou cicla) por minuto. É expressa em batimentos por minuto (bpm).
- **Aferição da frequência cardíaca ao repouso** – medida da frequência cardíaca quando o paciente está em repouso (Barros; Lopes; Morais, 2018; Zipes et al., 2022).

5.1.1 Valores de referência e terminologias

Em condições normais, o pulso pode apresentar variações de acordo com a idade, conforme os seguintes valores de referência:

- **recém-nascidos** – 120 a 170 bpm;
- **lactentes** – 120 a 160 bpm;
- **primeira infância** – 100 a 120 bpm;
- **segunda infância** – 100 a 115 bpm;
- **adolescência** – 80 a 100 bpm;
- **adulto** – 70 a 100 bpm;
- **idoso** – 60 a 70 bpm (Barros; Lopes; Morais, 2019).

As terminologias utilizadas com base nos valores aferidos são:

- **ausente** – não é possível sentir o pulso, mesmo quando se exerce maior pressão à palpação;
- **bradicardia** – abaixo dos valores de referência;
- **taquicardia** – acima dos valores de referência;
- **bradisfigmia** – diminuição da frequência do pulso;
- **pulso filiforme** – dificuldade de sentir a pulsação, e uma pressão leve é suficiente para que o pulso desapareça;

- **pulso dicrótico** – impressão de haver dois batimentos;
- **pulso fraco** – mais forte do que o pulso filiforme;
- entretanto, uma pressão leve é o suficiente para que o pulso desapareça;
- **pulso normal** – o pulso é facilmente sentido, mas desaparece com uma pressão moderada;
- **pulso cheio** – o pulso é forte e, mesmo com pressão moderada, não desaparece.

5.2 Frequência cardíaca

A frequência cardíaca é o número de vezes que o coração bate em 1 minuto e um forte indicador do trabalho cardíaco. Ela é controlada pelo nó sinusal (SA), também conhecido como *marca-passo natural do coração*. A variação da frequência cardíaca ocorre em decorrência da idade, sendo maior na infância e menor na idade adulta e na velhice. Muitos fatores podem alterar a frequência cardíaca normal: atividade física, estresse, emoções, febre, lipotimia, entre outras causas que estimulem o sistema nervoso simpático ou o parassimpático, aumentando ou diminuindo essa frequência, respectivamente (Barros; Lopes; Morais, 2019; Zipes et al., 2022).

5.2.1 Aferição da frequência cardíaca

A frequência cardíaca pode ser mensurada por meio do estetoscópio posicionado na região apical do tórax (quinto espaço intercostal na linha hemiclavicular esquerda) ou pela visualização do cardioscópio em pacientes que se encontram sob monitoração, sendo importante a comparação entre a frequência cardíaca e a medida do pulso (Barros; Lopes; Morais, 2019).

Para realizar o procedimento de aferição da frequência cardíaca, o profissional precisa cumprir as seguintes etapas:

- separar o material;
- testar o equipamento;
- explicar o procedimento ao indivíduo;
- higienizar as mãos;
- posicionar o indivíduo de modo que ele fique confortável;
- fazer a desinfecção do estetoscópio com álcool 70%;
- colocar o diafragma do estetoscópio diretamente sobre a pele do paciente no quinto espaço intercostal esquerdo, na linha hemiclavicular;
- contar a FC durante 1 minuto;
- executar limpeza e desinfecção do estetoscópio com álcool 70% após contato com o paciente;
- higienizar as mãos;
- anotar o valor exato da frequência cardíaca verificada e comunicar o resultado para o paciente (Barros; Lopes; Morais, 2019).

5.3 Frequência do pulso

A frequência do pulso está relacionada com a quantidade de vezes que o coração se contrai. Diferentemente da aferição da frequência cardíaca, que ocorre com o estetoscópio sobre o tórax, a aferição da frequência de pulso é realizada com a compressão de uma artéria contra um dos ossos sob ela, utilizando-se as pontas dos dedos (Timby, 2014; Barros; Lopes; Morais, 2019).

Os pulsos periféricos de um lado do corpo podem ser comparados com aqueles do lado oposto, e a detecção de qualquer alteração pode ser percebida. Os pulsos que frequentemente podem ser avaliados são carotídeo, radial, braquial, femoral, poplíteo, tibial posterior e anterior e pedioso ou dorsal do pé (Barros; Lopes; Morais, 2019), conforme indicado nas figuras a seguir.

Figura 5.1 – Pulso radial e pulso carotídeo

Pulso radial

Pulso carotídeo

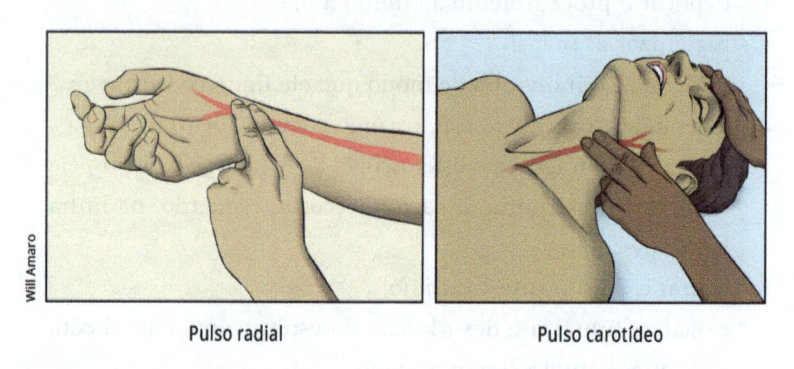

Figura 5.2 – Pulso braquial e pulso femoral

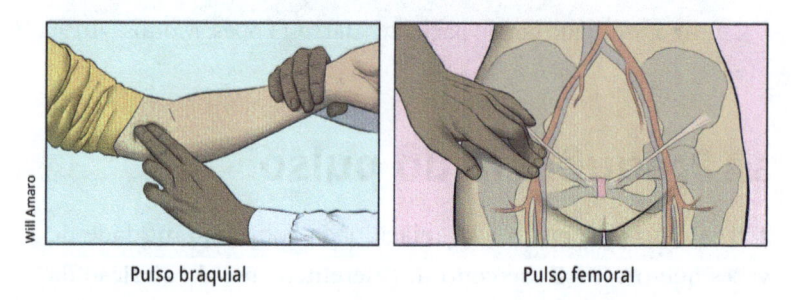

Pulso braquial

Pulso femoral

Figura 5.3 – Pulso poplíteo, pulso tibial posterior e anterior e pulso pedioso ou dorsal do pé

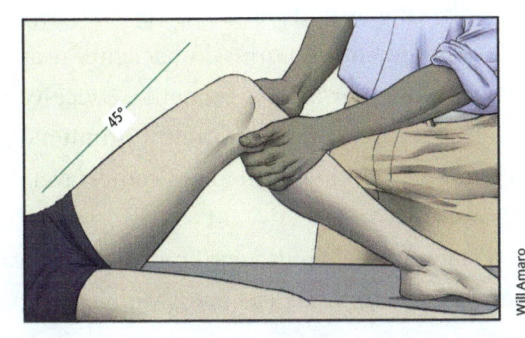

Pulso poplíteo

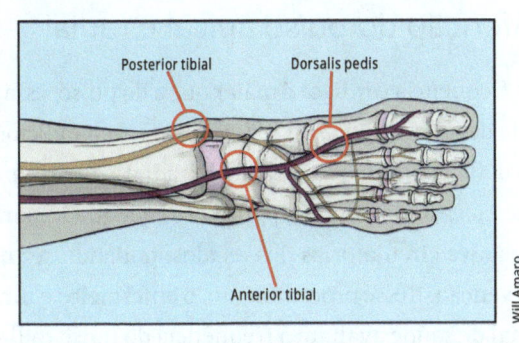

Pulso tibial posterior e anterior; pulso pedioso ou dorsal do pé

5.3.1 Aferição do pulso periférico

Para a aferição do pulso periférico, o profissional deve seguir estas etapas:

- reunir o material;
- explicar o procedimento ao indivíduo;
- higienizar as mãos;

- posicionar o indivíduo de maneira confortável e apoiar o antebraço do paciente com o punho estendido;
- pressionar levemente os dedos indicador e médio, com o polegar fixado no dorso do punho do paciente, usando a mão direita para examinar o pulso esquerdo, e vice-versa;
- contar a frequência do pulso durante 1 minuto;
- reposicionar o indivíduo de maneira confortável;
- higienizar as mãos;
- anotar o valor exato do pulso verificado e comunicar o resultado para o paciente (Barros; Lopes; Morais, 2019).

5.3.2 Aferição do pulso apical e radial

Quando a frequência cardíaca é maior que a do pulso, essa diferença é chamada de *déficit de pulso* ou *déficit de pulsação*. Tradicionalmente, quando o déficit entre os pulsos apical e radial é avaliado, o volume do sangue ejetado do coração pode ser inadequado para atender às necessidades circulatórias dos tecidos, podendo ser necessária uma intervenção. Nesse procedimento, o enfermeiro e um segundo profissional de saúde avaliam a frequência do pulso radial e apical, simultaneamente, e comparam as medições (Potter; Perry, 2013). Frisamos que esse procedimento não pode ser delegado ao profissional de enfermagem de nível médio.

O procedimento de aferição do déficit de pulso é realizado pelos profissionais nestas etapas:

- separar o material;
- higienizar as mãos;
- auxiliar o paciente a se posicionar em decúbito dorsal ou sentado;

- afastar a camisola do paciente e a roupa de cama para expor o esterno e o lado esquerdo do tórax;
- localizar as regiões dos pulsos apical e radial – o enfermeiro ausculta o pulso apical enquanto um segundo enfermeiro, ou outro profissional de saúde, palpa o pulso radial;
- localizar as regiões dos pulsos apical e radial – o enfermeiro ausculta o pulso apical enquanto um segundo enfermeiro palpa o pulso radial;
- um enfermeiro começa a contar a frequência da pulsação em voz alta ao iniciar a contagem da pulsação;
- simultaneamente, cada enfermeiro realiza a contagem da pulsação durante 60 segundos – a contagem termina quando o enfermeiro que está verificando a pulsação apical disser "parar";
- subtrair a frequência de pulso radial da frequência de pulso apical para obter o déficit do pulso;
- se for observado o déficit de pulso, é necessário avaliar outros sinais e sintomas de débito cardíaco reduzido;
- informar os dados ao paciente conforme a necessidade;
- concluir o protocolo pós-procedimento (Potter; Perry, 2013).

É mandatório registrar no prontuário os resultados e os locais em que os pulsos foram verificados. Em caso de déficit de pulso, deve-se relatar imediatamente o fato ao médico e antecipar a prescrição da realização de um eletrocardiograma (Potter; Perry, 2013).

Diagnósticos, intervenções e resultados

No quadro a seguir, esquematizamos o processo de enfermagem a ser aplicado em casos de alterações relacionadas à frequência cardíaca e aos pulsos apical e radial.

Quadro 5.1 – Processo de enfermagem ante alterações de frequência cardíaca e pulso

Diagnósticos de enfermagem	Intervenções de enfermagem	Resultados de enfermagem
Risco de perfusão tissular cardíaca diminuída	Precauções cardíacas	Perfusão tissular cardíaca
Débito cardíaco diminuído	Cuidados cardíacos	Eficácia da bomba cardíaca
Risco de choque	Precauções circulatórias	Estado circulatório
Perfusão tissular periférica ineficaz	Cuidados circulatórios: insuficiência arterial	Estado circulatório Perfusão tissular periférica

Fonte: Elaborado com base em Zipes et al., 2022; Herdman; Kamitsuru, 2021; Moorhead et al., 2016.

5.4 Frequência respiratória

A função respiratória ocorre por meio de três atividades separadas, porém coordenadas:

1. **Ventilação** – o ar da atmosfera chega aos alvéolos.
2. **Perfusão** – o sangue venoso procedente do coração chega aos capilares.
3. **Difusão** – o oxigênio do ar contido nos alvéolos passa para o sangue, ao mesmo tempo que o gás carbônico contido no sangue passa para os alvéolos (Bergamasco et al., 2020).

Existem alguns fatores que podem afetar a oxigenação, como redução da capacidade de transporte de oxigênio, redução da concentração de oxigênio inspirado (devido à obstrução das vias aéreas), oxigênio ambiental diminuído (altas altitudes), hipovolemia (choque ou desidratação intensa), distúrbios que afetam o movimento da parede torácica (gestação, obesidade – volume pulmonar reduzido – e trauma), exercícios (aumentam a atividade metabólica e a demanda de oxigênio), tabagismo, doença pulmonar obstrutiva crônica, câncer de pulmão e alterações no funcionamento cardíaco (Bergamasco et al., 2020).

5.4.1 Valores de referência e terminologias

A frequência respiratória, medida em incursões respiratórias por minuto (IRPM), em condições normais, pode apresentar variações de acordo com a idade, conforme os seguintes valores de referência:

- **recém-nascido** – 30 a 60 IRPM;
- **lactente** – 30 a 50 IRPM;
- **criança pequena** – 25 a 32 IRPM;
- **adolescente** – 16 a 19 IRPM;
- **adulto** – 12 a 20 IRPM (Barros; Lopes; Morais, 2019).

Existem diversos padrões respiratórios que apresentam características específicas quanto a ritmo, frequência e profundidade. Ainda, para expressá-los com base na aferição, há algumas terminologias, apresentadas no quadro a seguir.

Quadro 5.2 – Padrões respiratórios

Padrão respiratório	Descrição	Padrão	Fatores relacionados
Normal	12-20 respirações/min; respiração regular		Padrão normal
Taquipneia	> 24 respirações/min; respiração superficial		Febre, ansiedade, exercícios
Bradipneia	< 10 respirações/min; respiração regular		Lesão cerebral, depressão no centro respiratório por medicamento

(continua)

(Quadro 5.2 - conclusão)

Padrão respiratório	Descrição	Padrão	Fatores relacionados
Respiração de Cheyne-Stokes	Períodos alternados de respiração profunda e rápida, seguidos de apneia; regular		Insuficiência cardíaca, disfunção renal, aumento da pressão intracraniana
Respiração de Biot	Respiração com profundidade e frequência variadas, seguida de apneia; irregular		Meningite, lesão cerebral grave
Respiração de Kussmaul	Respiração anormalmente profunda, regular e de alta frequência		Acidose metabólica, uremia, sepse

Fonte: Barros; Lopes; Morais, 2019, p. 105.

5.4.2 Aferição da frequência respiratória

A frequência respiratória é um parâmetro clínico para a avaliação da ventilação pulmonar, e a sua avaliação depende do reconhecimento dos movimentos torácicos e abdominais normais (Potter; Perry, 2013). A natureza e a profundidade das respirações podem ser classificadas como apneia (período em que não há respiração), dispneia (dificuldade para respirar) e ortopneia (respirar em posição deitada) (Taylor et al., 2014; Potter; Perry, 2013).

O enfermeiro tem de se manter atento a alterações nos padrões respiratórios, tendo como base, além da frequência respiratória, a avaliação dos gases do sangue arterial e a utilização do oxímetro de pulso para determinar a oxigenação do sangue (Taylor et al., 2014; Potter; Perry, 2013; Bergamasco et al., 2020; Rodrigues et al., 2020).

Para realizar o procedimento, é necessário que o profissional:

- separe o material;
- teste o equipamento;
- explique o procedimento ao indivíduo;
- higienize as mãos;
- posicione o indivíduo de modo que este fique confortável;
- conte a frequência respiratória durante 1 minuto – em pacientes conscientes, colocar a mão no pulso radial, como se fosse fazer o controle de pulso, e observar os movimentos respiratórios sem que o paciente perceba;
- higienize as mãos;
- anote o valor exato da frequência respiratória verificada e comunique o resultado ao paciente (Carmagnani et al., 2017; Barros; Lopes; Morais, 2019).

5.5 Oximetria de pulso

A oximetria de pulso é um modo não invasivo para medir a saturação de oxigênio no sangue arterial e o percentual indicativo de hemoglobina saturada com oxigênio. Ela detecta a hipoxemia com a avaliação contínua do nível de oxigênio que é carregado pelas hemoglobinas. A saturação de oxigênio (SpO_2) é mensurada com o oxímetro de pulso, que conta com uma onda emissora de luz (LED – *light-emitting diode*). Quanto mais saturada a hemoglobina estiver pelo oxigênio, maior é a SpO^2. Normalmente, esta é maior do que 95%. Para fazer a aferição, é necessário colocar o oxímetro em regiões periféricas, como dedos da mão, lóbulos da orelha, punhos, tornozelos e, em recém-nascidos, nos pés.

A região para colocação depende do tipo de equipamento (Perry; Potter, 2015; Potter; Perry, 2013; Bergamasco et al., 2020).

5.5.1 Aferição da oximetria

Antes desse procedimento, o enfermeiro deve conhecer as orientações gerais para a execução e alguns pontos prévios que requerem atenção:

- Avaliar os sinais e os sintomas de alterações na saturação de oxigênio noturna – frequência respiratória, profundidade ou ritmo respiratórios alterados, sons respiratórios adventícios, cianose nas extremidades, agitação, inquietação, dificuldade para respirar.
- Avaliar se há fatores que possam interferir na medida da SpO_2 – oxigenoterapia, terapia respiratória (como drenagem postural e percussão), níveis de hemoglobina, hipotensão, temperatura, esmalte de unha e medicações (como broncodilatadores).
- Determinar o local apropriado para a aferição – dedo da mão, lóbulo da orelha, septo nasal, fronte) (Çiçek et al., 2011; Potter; Perry, 2013).

Para a escolha do local, o enfermeiro deve considerar estes critérios:

- se o enchimento capilar for inferior a 2 segundos, escolher outro local;
- o local deve apresentar uma circulação sanguínea adequada e sem a presença de umidade;
- dar preferência a um dedo cuja unha não seja acrílica nem esteja pintada com esmalte;

- se o paciente apresenta tremores ou tem propensão a movimentar-se, preferir o lóbulo da orelha ou a testa;
- se o dedo do paciente for muito grande para o clipe de fixação da sonda, obter uma sonda descartável (fixada com fita).

Para a realização da técnica de mensuração da oximetria de pulso, são necessários os seguintes passos:

- separar o material;
- higienizar as mãos;
- explicar o procedimento ao paciente;
- escolher o local para a realização do procedimento;
- fixar o sensor ao local de monitoramento;
- observar as ondas/intensidade da pulsação no visor de leitura;
- correlacionar a frequência de pulsação do oxímetro com a pulsação radial do paciente;
- deixar o sensor na posição por 10 a 30 segundos ou até que o oxímetro forneça leituras constantes e o visor da pulsação alcance a força máxima a cada ciclo cardíaco (Barros; Lopes; Morais, 2019; Bergamasco et al., 2020).

É necessário registrar o resultado no prontuário. Nos casos de SpO_2 inferior a 90%, o profissional deve verificar se o oxímetro está posicionado adequadamente e, caso necessário, reposicionar o oxímetro e avaliar sinais e sintomas que possam indicar diminuição da oxigenação (agitação, ansiedade, taquicardia e cianose de extremidades). Além disso, é necessário confirmar, em caso de suporte de O_2, se este se encontra em funcionamento adequado (Potter; Perry, 2013).

Diagnósticos, intervenções e resultados

No quadro a seguir, é possível visualizar o processo de enfermagem a ser aplicado para a aferição da respiração e da oximetria de pulso.

Quadro 5.3 – Processo de enfermagem na aferição de respiração e oximetria

Diagnósticos de enfermagem	Intervenções de enfermagem	Resultados de enfermagem
Padrão respiratório ineficaz	Controle respiratório	Estado respiratório
Ventilação espontânea prejudicada	Controle respiratório	Estado respiratório
Troca de gases prejudicada	Controle respiratório	Estado respiratório

Fonte: Elaborado com base em Bulechek et al., 2016; Moorhead et al., 2016; Herdman; Kamitsuru, 2021.

5.6 Pressão arterial: considerações gerais

A pressão arterial (PA) apresenta relação com o débito cardíaco, que é a quantidade de sangue ejetada pelo ventrículo esquerdo em 1 minuto, e com a resistência vascular periférica, que mede a pós-carga ou a resistência do ventrículo esquerdo (Barros; Lopes; Morais, 2019). A aferição da PA é necessária para a identificação e o controle das doenças cardíacas e vasculares (Barros; Lopes; Morais, 2019). A aferição pode ocorrer de maneira direta (invasiva) ou indireta (não invasiva), sendo o método indireto o mais utilizado (que requer a aplicação da técnica correta para evitar erros).

A aferição da PA é contraindicada em membro superior de pacientes que foram submetidos à mastectomia (remoção cirúrgica da mama), com hemiparesia (diminuição da força motora de um dos lados do corpo) ou hemiplegia (ausência da força de um dos lados do corpo), queimaduras nos membros superiores e com fístulas arteriovenosas (FAV – acesso vascular permanente que consiste na ligação de uma artéria a uma veia, procedimento cirúrgico muito utilizado por pacientes em hemodiálise) (Paula et al., 2017).

Os seguintes conceitos estão relacionados com a PA:

- **pressão arterial diastólica (PAD)** – reflete a pressão remanescente no interior das artérias quando os ventrículos estão relaxados;
- **pressão sistólica (PAS)** – pressão no sistema arterial quando o ventrículo esquerdo se contrai;
- **pressão pulsar** – diferença entre as medidas de PAS e PAD, pode variar de 30 a 50 mmHg (milímetros de mercúrio) (Rodrigues et al., 2020).

5.6.1 Tamanho do manguito

No procedimento de aferição da PA, o tamanho do manguito ou braçadeira é extremamente importante, pois pode interferir nos resultados da aferição (Barros; Lopes; Morais, 2019). Em indivíduos obesos, com circunferência do braço superior a 50 cm, é necessário utilizar manguitos mais longos, com o maior tamanho disponível e, em caso de necessidade, é possível realizar a aferição da PA no antebraço, e o pulso a ser auscultado é o radial (Clotet, 2009). Na impossibilidade de aferição da PA em membros superiores, pode-se realizar a aferição na coxa, utilizando o manguito de tamanho adequado, colocando-o no terço inferior da coxa, e a ausculta deve ser realizada na artéria poplítea (Barros; Lopes; Morais, 2019). Na tabela a seguir, são apresentados os tamanhos dos manguitos conforme a circunferência do membro. A escolha precisa ser confirmada com a aferição da circunferência do membro com fita métrica.

Tabela 5.1 – Tamanho do manguito de acordo com a circunferência do braço

Circunferência do braço (cm)	Denominação do manguito	Largura do manguito (cm)	Comprimento da bolsa (cm)
≤ 6	Recém-nascido	3	6
6-15	Criança	5	15
16-21	Infantil	8	21
22-26	Adulto pequeno	10	24
27-34	Adulto	13	30
35-44	Adulto grande	16	38
45-52	Coxa	20	42

Fonte: Malachias et al., 2016, p. 8.

5.6.2 Valores de referência e terminologias

Um fator importante para que possam ser tomadas as condutas necessárias com relação à PA, é conhecer os valores de referência e as terminologias utilizadas, que estão expressas na tabela a seguir.

Tabela 5.2 – Classificação da PA para indivíduos a partir de 18 anos de idade

Classificação	Pressão arterial sistólica (mmHg)	Pressão arterial diastólica (mmHg)
Normal	≤ 120	≤ 80
Pré-hipertensão	121-139	81-89
Hipertensão estágio 1	140-159	90-99
Hipertensão estágio 2	160-179	100-109
Hipertensão estágio 3	≥ 180	≥ 110

Fonte: Barros; Lopes; Morais, 2019, p. 96.

5.6.3 Aferição da pressão arterial

A técnica predominante para a aferição da PA é a auscultação com um esfigmomanômetro e um estetoscópio. Ao se desinflar a braçadeira do esfigmomanômetro, os cinco sons diferentes ouvidos na artéria são chamados de *fases de Korotkoff*. O som em cada fase tem características únicas (Figura 5.4). A PA é registrada com a leitura sistólica (primeiro som de Korotkoff) antes da leitura diastólica (começo do quinto som de Korotkoff) (Perry; Potter, 2015; Potter; Perry, 2013).

Figura 5.4 – Sons auscultados durante a aferição da pressão arterial

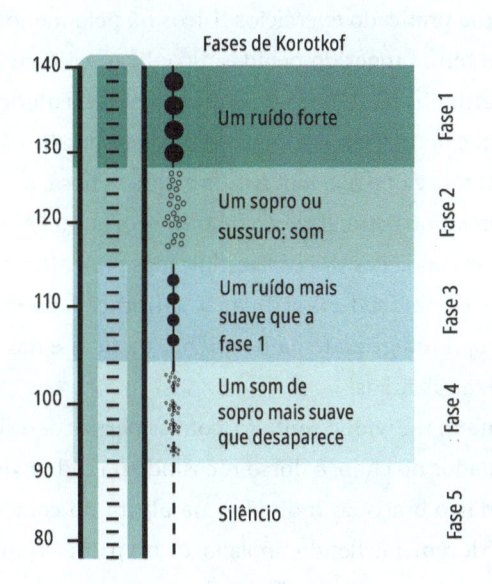

Pressão (mmHg)	Fases de Korotkof	Fase
140–130	Um ruído forte	Fase 1
120	Um sopro ou sussuro; som	Fase 2
110	Um ruído mais suave que a fase 1	Fase 3
100–90	Um som de sopro mais suave que desaparece	Fase 4
80	Silêncio	Fase 5

Fonte: Potter; Perry, 2013, p. 19.

Para a aferição da PA, podem ser utilizados aparelhos automáticos ou semiautomáticos, digitais e calibrados, para substituir o esfigmomanômetro e o estetoscópio; esses equipamentos devem ser validados, e sua calibração deve ser verificada anualmente, segundo as recomendações do Instituto Nacional de Metrologia, Qualidade e Tecnologia (Inmetro) (Malachias et al., 2016).

Eis os passos que o profissional de saúde deve seguir na aferição da PA:

- Explicar o procedimento ao indivíduo.
- Deixar o indivíduo em repouso durante 3 a 5 minutos.
- Orientar o indivíduo a não conversar durante a aferição.
- Assegurar-se de que o indivíduo não esteja com a bexiga cheia, não tenha praticado exercícios físicos há pelo menos 60 minutos, não tenha ingerido bebidas alcoólicas, café ou alimentos e não tenha fumado nos 30 minutos antes da aferição da PA;
- Também é necessário assegurar-se de que a pessoa não realizou mastectomia e que não tem fístula arteriovenosa, queimaduras, hemiparesia ou hemiplegia no membro em que a PA será aferida, pois essas condições são contraindicadas para aferição da PA.
- Separar o material e verificar a calibração do esfigmomanômetro, a integridade da borracha, da pera e das conexões.
- Higienizar as mãos.
- Posicionar o indivíduo sentado, com as pernas descruzadas, os pés apoiados no chão, o dorso recostado na cadeira e relaxado.
- Posicionar o braço do indivíduo na altura do coração, com o cotovelo levemente fletido, apoiado, com a palma da mão voltada para cima, e a roupa não deve garrotear (apertar) o membro.
- Determinar a circunferência do braço no ponto médio entre os pontos ósseos acrômio (ombro) e o olécrano (cotovelo).
- Selecionar o manguito do tamanho adequado ao braço.

- Colocar o manguito, sem deixar folgas, posicionado em 2 a 3 centímetros acima da fossa cubital.
- Centralizar o meio da parte compressiva do manguito sobre a artéria braquial.
- Estimar o nível da PAS pela palpação do pulso radial, palpando a artéria radial e insuflando o manguito até o desaparecimento do pulso – este é o valor estimado da PAS; em seguida, desinflar rapidamente o manguito.
- Palpar a artéria braquial na fossa cubital e colocar a campânula ou o diafragma do estetoscópio sem compressão excessiva.
- Inflar o manguito rapidamente até ultrapassar de 20 a 30 mmHg o valor estimado da PAS obtido pela palpação.
- Desinflar o manguito lentamente (2 mmHg/segundo).
- Determinar a PAS pela ausculta do primeiro som e, depois, aumentar ligeiramente a velocidade de esvaziamento do manguito.
- Determinar a PAD no desaparecimento dos sons.
- Auscultar cerca de 20 a 30 mmHg abaixo do último som para confirmar seu desaparecimento e depois desinflar o manguito rápida e completamente.
- Caso os sons persistam até o nível zero, determinar a PAD no abafamento dos sons e anotar o valor da PAD como zero.
- Realizar pelo menos duas medições, com intervalo de 1 minuto, e medir em ambos os braços na primeira aferição do indivíduo, utilizando, como referência, o valor do braço em que foi obtida a maior pressão.
- Informar o valor da PA ao indivíduo.
- Higienizar as mãos.
- Anotar os valores exatos e o braço em que a PA foi aferida (Malachias et al., 2016; Potter; Perry, 2013; Barros; Lopes; Morais, 2019).

Diagnósticos, intervenções e resultados

No quadro a seguir, está indicado o processo de enfermagem a ser aplicado para a aferição da PA.

Quadro 5.4 – Processo de enfermagem na aferição de PA

Diagnósticos de enfermagem	Intervenções de enfermagem	Resultados de enfermagem
Risco de perfusão tissular periférica ineficaz	Precauções circulatórias	Estado circulatório
Disposição para melhora do autocuidado	Ensino: indivíduo	Controle de riscos: hipertensão

Fonte: Elaborado com base em Bulechek et al., 2016; Moorhead et al., 2016; Herdman; Kamitsuru, 2021.

5.7 Temperatura, avaliação da dor e glicemia capilar

A aferição dos SSVV é um procedimento fundamental na prática clínica cujo objetivo é monitorar o estado de saúde dos pacientes. Entre os SSVV mais comuns estão a temperatura corporal, a avaliação da dor e a glicemia capilar. Cada um desses parâmetros apresenta informações sobre o funcionamento dos sistemas corporais e auxilia na identificação precoce do estado de saúde do paciente.

5.7.1 Temperatura

A temperatura corporal central de um indivíduo saudável é mantida pelo centro de termorregulação do hipotálamo, com valores entre 36 °C e 37,5 °C – esse é o estado de homeotermia (Barros; Lopes; Morais, 2019). Diversos fatores podem interferir na manutenção da temperatura corporal. Os ritmos circadianos identificam as diferenças na temperatura ao longo de 24 horas; por exemplo, a temperatura corporal geralmente está 0,6 °C mais baixa no período da manhã em comparação com o período da noite (Thomas et al., 2004; Barros; Lopes; Morais, 2019).

A temperatura corporal pode ser aferida por meio de dispositivos que dependem do local, do método e do conhecimento do profissional que executará o procedimento. Os termômetros clínicos eletrônicos e digitais podem ser utilizados para medir a temperatura oral, retal ou axilar. Já os termômetros de sensores ultravermelhos são utilizados para as temperaturas da membrana timpânica e frontal. Os termômetros descartáveis e de uso único registram a temperatura em segundos e previnem as infecções relacionadas à assistência à saúde (Iras) (Berksoy et al., 2018; Barros; Lopes; Morais, 2019).

A temperatura axilar é amplamente aferida na prática clínica, seguida da oral e da retal. Já na aferição das temperaturas timpânica e frontal, geralmente realizadas em crianças, são utilizados sensores infravermelhos para a detecção do calor liberado pela membrana timpânica e pela região frontal (Paula et al., 2017).

Valores de referência e terminologias

É possível classificar a febre de acordo com temperatura atingida, duração e variação de valores em determinado intervalo de tempo. A tabela e o quadro a seguir apresentam as terminologias e os valores de referência.

Tabela 5.3 – Valores da temperatura corporal em adultos

Local	Temperatura (°C)
Oral	33,2 – 38,2
Retal	34,4 – 37,8
Axilar	35,5 – 37
Timpânica	35,4 – 37
Frontal	34,4 – 38

Fonte: Elaborado com base em Taylor et al., 2014; Paula, 2017.

Quadro 5.5 – Termos e definições para os tipos de febre

Termo	Definição
Contínua/ constante	A temperatura permanece elevada e tem uma variação < 2 °C em um período de 24 horas, podendo estender-se para até 3 a 4 dias. Exemplos: febre tifoide, pneumonia por micro-organismo Gram-negativo, infecção do trato urinário, meningite bacteriana.
Intermitente	A febre ocorre durante determinado número de horas, regressando a valores fisiológicos pelo menos uma vez em 24 horas. Exemplos: malária, tuberculose, leptospirose, linfoma.
Remitente	A febre ocorre por flutuações da temperatura de vários graus (> 2° C), sem que se atinjam valores normais no período avaliado. Exemplos: brucelose, endocardite infecciosa.
Recorrente/ recidivante	Ocorre alternância entre período febril e afebril, com intervalos de dias ou semanas. Exemplos: síndromes hereditárias autoinflamatórias, doença de Hodgkin.
Febrícula	A temperatura corporal é inferior a 38 °C, com predomínio vespertino, entre 16 h e 18 h. Exemplos: tuberculose pulmonar, tonsilite, colecistite aguda.
Febre com picos matinais	A elevação da temperatura no período da manhã é rara e está relacionada com a produção de hormônios esteroides produzidos pelas glândulas suprarrenais. Exemplos: febre tifoide, poliarterite nodosa, tuberculose miliar.

Fonte: Elaborado com base em Ogoina, 2011.

Aferição da temperatura

Em todos os procedimentos, é necessário separar o material, testar o equipamento e higienizar as mãos. Antes e após o procedimento, é necessário desinfectar o termômetro com álcool 70% ou, se for utensílio descartável, fazer o descarte correto.

Nos casos de **aferição da temperatura oral**, o enfermeiro deve colocar o termômetro na cavidade oral, sob a língua do paciente, e solicitar que ele mantenha a boca fechada no momento da aferição. O termômetro deve ser de uso individual. Esse tipo de mensuração não pode ser aplicado em pacientes inconscientes, com problemas respiratórios e com lesões na cavidade oral (Paula et al., 2017; Barros; Lopes; Morais, 2019).

Para a **aferição da temperatura retal**, o enfermeiro deve calçar luvas de procedimento, posicionar o paciente em decúbito lateral esquerdo com a perna direita flexionada, aplicar lubrificante na extremidade do termômetro, aproximadamente nos 2,5 cm a partir da ponta, inserir a extremidade do termômetro no ânus, na profundidade em torno de 3,5 cm nos adultos e 2,5 cm em crianças (Paula et al., 2017; Barros; Lopes; Morais, 2019).

Na **aferição da temperatura axilar**, posicionar o indivíduo de maneira confortável com exposição das axilas, inserir a extremidade do termômetro no centro da axila, solicitar ao indivíduo que baixe o braço e o mantenha junto ao corpo, manter a extremidade do termômetro na axila até escutar um sinal de bip e depois retirá-la, observar a temperatura registrada, realizar a limpeza e a desinfecção do termômetro com álcool 70% após contato com o paciente, higienizar as mãos e anotar os valores exatos e o local em que a temperatura foi medida. Por fim, o profissional deve comunicar o resultado ao paciente (Paula et al., 2017; Barros; Lopes; Morais, 2019).

Diagnósticos, intervenções e resultados

No quadro a seguir, sintetizamos o processo de enfermagem a ser aplicado com relação à aferição da temperatura.

Quadro 5.6 – Processo de enfermagem na aferição de temperatura

Diagnósticos de enfermagem	Intervenções de enfermagem	Resultados de enfermagem
Hipertermia	Tratamento da febre	Termorregulação
Hipotermia	Tratamento da hipotermia	Termorregulação
Termorregulação ineficaz	Regulação da temperatura	Termorregulação

Fonte: Elaborado com base em Bulechek et al., 2016; Moorhead et al., 2016; Herdman; Kamitsuru, 2021.

5.7.2 Avaliação da dor

A dor compreende um dos SSVV e identificá-la é essencial para seu controle. O enfermeiro atua no manejo da dor, razão por que precisa conhecer as etapas essenciais para avaliação e controle. Segundo a Associação Internacional para Estudos da Dor – International Association for the Study of Pain (IASP, 2024), a dor é definida como um dano real ou potencial e que resulta em uma experiência que afeta negativamente os aspectos sensoriais e emocionais.

A dor pode ser dividida aguda e crônica. A **dor aguda** (associada à lesão ou injúria, em geral, é bem-delimitada, tem função de alerta e intensidade variável), mais comum em traumas, processos inflamatórios ou infecciosos, e tem repercussões clínicas negativas (Williams; Craig, 2016). Já a **dor crônica** persiste além do período esperado para a cura de uma lesão e, em geral, por mais de três meses, podendo durar anos (Blyth, 2008).

Procedimentos de avaliação da dor

A avaliação e o registro da intensidade da dor precisam ser realizados de maneira contínua e regular, igual ao controle dos SSVV, para que a terapêutica seja efetiva, proporcione segurança à equipe prestadora de cuidados de saúde e melhore a qualidade de vida do paciente. Para a mensuração da intensidade da dor, existem algumas escalas que podem ser utilizadas:

- (EVA), convertida em escala numérica para efeitos de registro.
- Escala numérica.
- Escala qualitativa (verbal).
- Escala de faces (Costa; Eugenio, 2014).

Na figura a seguir, esquematizamos cada escala e o respectivo grau de dor.

Figura 5.5 – Escala de dor

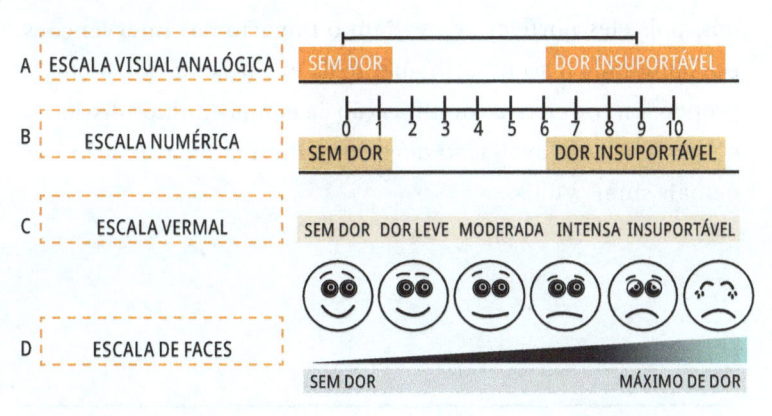

A	ESCALA VISUAL ANALÓGICA	SEM DOR — DOR INSUPORTÁVEL
B	ESCALA NUMÉRICA	0 1 2 3 4 5 6 7 8 9 10 — SEM DOR — DOR INSUPORTÁVEL
C	ESCALA VERMAL	SEM DOR — DOR LEVE — MODERADA — INTENSA — INSUPORTÁVEL
D	ESCALA DE FACES	SEM DOR — MÁXIMO DE DOR

Fonte: Costa; Eugenio, 2014, p. 67.

Nos pacientes em período de pós-operatório, a avaliação da sedação é importante, pois visa melhorar a segurança no uso de opioides e prevenir a sonolência excessiva ou mesmo a depressão respiratória, principalmente em pacientes não usuários de opioides, aqueles em rotação de opioides ou com analgesia de neuroeixo[3] etc. (Joffe et al., 2013). Nesse caso, a avaliação ocorre pela escala de sedação de Ramsay, indicada no quadro a seguir.

Quadro 5.7 – Escala de sedação de Ramsay

Grau	Estado clínico de sedação do paciente
1	Ansioso, agitado ou inquieto
2	Cooperativo, orientado e tranquilo
3	Sedado, porém respondendo a comando verbal
4	Sedado, com resposta rápida a leve estímulo glabelar ou forte estímulo auditivo
5	Sedado, com resposta lenta a leve estímulo glabelar ou forte estímulo auditivo
6	Não responsivo

Fonte: Elaborado com base em Ramsay et al., 1974.

Todos os achados na avaliação da dor precisam ser registrados, pois eles norteiam e avaliam o impacto das intervenções, possibilitando o acompanhamento da evolução da dor, além de proporcionar a efetiva comunicação da equipe multiprofissional. A frequência da avaliação deve ser a mesma da avaliação dos demais sinais vitais.

---

3   A anestesia do neuroeixo é a interrupção temporária da condução de impulsos nas raízes nervosas e na medula espinhal. Ocorre por meio da administração de anestésicos locais, que podem ser aplicados no espaço subaracnoideo, resultando na raquianestesia, ou no espaço peridural, causando bloqueio peridural.

Diagnósticos, intervenções e resultados

No quadro a seguir, indicamos o processo de enfermagem a ser aplicado com relação à avaliação da dor.

Quadro 5.8 – Processo de enfermagem na avaliação da dor

Diagnósticos de enfermagem	Intervenções de enfermagem	Resultados de enfermagem
Dor aguda	Administração de analgésicos	Nível de dor
	Aplicação de calor e frio	Controle da dor
	Relaxamento muscular progressivo	Nível de desconforto
	Melhora do sono	Sono
		Nível de ansiedade
Dor crônica	Administração de analgésicos	Nível de dor
	Aplicação de calor e frio	Controle da dor
	Relaxamento muscular progressivo	Nível de desconforto
	Massagem	Nível de ansiedade
	Melhora do sono	Sono
	Acupressão	
Enfrentamento ineficaz	Melhora do enfrentamento	Enfrentamento
		Nível de estresse
		Sono

Fonte: Elaborado com base em Bulechek et al., 2016; Moorhead et al., 2016; Herdman, Kamitsuru, 2021.

5.7.3 Glicemia capilar

A aferição da glicemia capilar objetiva demonstrar o valor glicêmico momentâneo e as possíveis variações no decorrer do dia, auxiliando no controle glicêmico. É um procedimento rápido, simples e barato, realizado com a utilização de um glicosímetro e uma amostra de sangue coletada da polpa digital (polpa do dedo). O resultado pode ser visualizado rapidamente no próprio aparelho (Bergamasco et al., 2020).

Valores de referência e terminologias

Na tabela a seguir, especificamos os valores de referência e as terminologias para a classificação da glicemia capilar.

Tabela 5.4 – Valores de referência e terminologias para a classificação da glicemia capilar

Classificação	Valor glicêmico em jejum de 8 horas	Valor glicêmico 2 horas após refeições
Normal	<100 mg/dL	< 140 mg/dL
Tolerância a glicose diminuída	≥100 mg/dL a <126 mg/dL	≥140 mg/dL a <200 mg/dL
Diabetes *mellitus*	≥126 mg/dL	≥200 mg/dL

Fonte: Elaborado com base em SBD, 2015.

Aferição da glicemia capilar

Para a aferição da glicemia capilar, os seguintes passos devem ser cumpridos pelo enfermeiro:

1. higienizar as mãos com água e sabão ou álcool em gel 70%;
2. separar todo o material necessário e verificar se o código da fita reagente é condizente com o código do glicosímetro;
3. orientar o paciente quanto ao procedimento;
4. calçar luvas de procedimento;
5. avaliar perfusão periférica da mão, ou membro, em que o procedimento será realizado, verificando o último local puncionado para o procedimento;
6. inserir fita reagente no glicosímetro e aguardar a indicação de que o instrumento está pronto para receber a gota de sangue;
7. massagear a lateral do dedo na direção do local da perfuração;

8. realizar antissepsia do local que será puncionado com algodão umedecido em álcool 70%;
9. aguardar a secagem do local;
10. realizar a punção com a lanceta perpendicular à extremidade lateral do dedo – se necessário, estimular a saída do sangue baixando o membro, valendo-se da gravidade;
11. encostar a gota de sangue no local específico da fita reagente e aguardar o resultado;
12. pressionar o local puncionado com algodão seco;
13. aguardar a leitura pelo equipamento e informar o resultado ao paciente;
14. posicionar o paciente confortavelmente;
15. recolher o material, desinfetar o glicosímetro com algodão embebido em álcool 70% e retirar o biombo, abrir cortinas ou a porta do quarto;
16. remover as luvas e desprezá-las no lixo infectante;
17. higienizar as mãos com água e sabão ou álcool em gel 70%;
18. registrar o procedimento e as possíveis intercorrências (Bergamasco et al., 2020).

Diagnósticos, intervenções e resultados

Expressamos no quadro a seguir o processo de enfermagem a ser aplicado com relação à aferição da glicemia capilar.

Quadro 5.9 – Processo de enfermagem na aferição da glicemia capilar

Diagnósticos de enfermagem	Intervenções de enfermagem	Resultados de enfermagem
Risco de glicemia instável	Tratamento da glicemia	Regulação glicêmica

Fonte: Elaborado com base em Bulechek et al., 2016; Moorhead et al., 2016; Herdman; Kamitsuru, 2021.

> **Para saber mais**
>
> Para aprofundar os conhecimentos sobre hipertensão arterial, recomendamos a leitura das Diretrizes Brasileiras de Hipertensão Arterial – 2020, que estabelecem as metas terapêuticas para pacientes de baixo ou moderado risco:
>
> BARROSO, W. K. S. et al. Diretrizes Brasileiras de Hipertensão Arterial – 2020. **Arquivos Brasileiros de Cardiologia**, v. 116, n. 3, p. 516-568, 2021. Disponível em: <https://abccardiol.org/article/diretrizes-brasileiras-de-hipertensao-arterial-2020>. Acesso em: 5 set. 2024.

Síntese

Neste capítulo, enfatizamos que a aferição dos sinais vitais (SSVV) – frequência cardíaca (FC), pulso apical e radial, respiração, oximetria, pressão arterial (PA), temperatura, avaliação da dor e glicemia capilar – é essencial nas atividades profissionais do enfermeiro. Com esse procedimento, é possível identificar qualquer alteração inicial e realizar uma intervenção imediata, garantindo, assim, o tratamento precoce. Com a avaliação, é possível fazer os diagnósticos de enfermagem e as intervenções e indicar os resultados esperados no planejamento da assistência de enfermagem.

Questões para revisão

1. A frequência cardíaca é o número de vezes que o coração bate em 1 minuto e um forte indicador do trabalho cardíaco. Ela é controlada pelo nó sinusal (SA), também conhecido como *marca-passo natural do coração*. A variação da frequência

cardíaca ocorre em decorrência da idade, sendo maior na infância e menor na idade adulta e na velhice. Com relação à frequência cardíaca, associe as colunas.

I) Recém-nascido
II) Lactentes
III) Primeira infância
IV) Segunda infância
V) Adolescência
VI) Adulto
VII) Idoso

( ) 120 a 160 bpm
( ) 70 a 100 bpm
( ) 100 a 120 bpm
( ) 80 a 100 bpm
( ) 60 a 70 bpm
( ) 100 a 115 bpm
( ) 120 a 170 bpm

Agora, marque a alternativa que apresenta a sequência correta de preenchimento:

a) II, VI, III, V, VII, IV, I
b) I, II, III, V, VII, IV, VI
c) II, III, VI, V, VII, IV, I
d) III, IV, V, I, VI, VII, II
e) II, I, III, V, VII, IV, VI

2. A técnica predominante para a aferição da PA é a auscultação com um esfigmomanômetro e um estetoscópio. Ao se desinflar a braçadeira do esfigmomanômetro, os cinco sons diferentes ouvidos na artéria são chamados de *fases de Korotkoff*. O som em cada fase tem características únicas. Marque a alternativa

que representa a melhor descrição para cada um dos sons de cada fase:
a) Fase 1 – ruído fraco; fase 2 – sopro ou sussurro; fase 3 – ruído mais suave do que o da fase 1; fase 4 – um som de sopro mais suave que desaparece; fase 5 – silêncio.
b) Fase 1 – ruído forte; fase 2 – sopro ou sussurro; fase 3 – ruído mais suave de que o da fase 1; fase 4 – um som de sopro mais suave que desaparece; fase 5 – retorno do som.
c) Fase 1 – ruído forte; fase 2 – sopro forte; fase 3 – ruído mais suave do que o da fase 1; fase 4 – um som de sopro mais suave que desaparece; fase 5 – silêncio.
d) Fase 1 – ruído forte; fase 2 – sopro ou sussurro; fase 3 – ruído mais suave do que o da fase 1; fase 4 – um som de sopro mais suave que desaparece; fase 5 – silêncio.
e) Fase 1 – ruído forte; fase 2 – sopro ou sussurro; fase 3 – ruído mais suave do que o da fase 2; fase 4 – um som de sopro mais suave que desaparece; fase 5 – silêncio.

3. A aferição da glicemia capilar objetiva demonstrar o valor glicêmico momentâneo e as possíveis variações no decorrer do dia, auxiliando no controle glicêmico. É um procedimento rápido, simples e barato, realizado com um glicosímetro e uma amostra de sangue coletada da polpa digital. Durante o procedimento, é necessário que o enfermeiro siga alguns passos, entre eles está o momento em que é realizada a punção da polpa digital. Com relação a essa etapa, assinale a alternativa que apresenta a orientação correta:
a) Realizar a punção com a lanceta reta à extremidade lateral do dedo – se necessário, estimular a saída do sangue baixando o membro, valendo-se da gravidade.

b) Realizar a punção com a lanceta perpendicular à extremidade lateral do dedo – se necessário, estimular a saída do sangue erguendo o membro, valendo-se da gravidade.
   c) Realizar a punção com a lanceta reta à extremidade lateral esquerda do dedo – se necessário, estimular a saída do sangue baixando o membro, valendo-se da gravidade.
   d) Realizar a punção com a lanceta perpendicular à extremidade lateral do dedo – se necessário, estimular a saída do sangue baixando o membro, valendo-se da gravidade
   e) Realizar a punção com a lanceta no centro da polpa digital – se necessário, estimular a saída do sangue baixando o membro, valendo-se da gravidade.
4. Existem diversos padrões respiratórios que apresentam características específicas quanto a ritmo, frequência e profundidade. Ainda, para expressá-los com base na aferição, há algumas terminologias. A respiração de Biot se refere a que padrão respiratório e quais são os fatores relacionados?
5. Há nove terminologias que fazem referência à FC. Cite e descreva cada uma delas.

Questões para reflexão

1. W.B.S., 32 anos, admitido na Unidade de Terapia Intensiva (UTI) após apendicectomia, apresenta os seguintes resultados da aferição dos SSVV: PA em membro superior direito de 145 × 90 mmHg, FC de 98 bmp, FR de 18 IRPM, temperatura axilar esquerda de 37,5 °C, glicemia capilar de 148 mg/dL (jejum de 24 horas). O paciente relata dor na incisão cirúrgica e tem histórico de hipertensão arterial. Avalie cada um dos SSVV e indique as necessidades de intervenção de enfermagem.

2. A aferição dos SSVV é um procedimento que acompanha os enfermeiros ao longo de sua atuação profissional e que reflete possíveis alterações nos sistemas corporais, ou seja, garante a verificação das funções corporais. Os SSVV até mesmo indicam sinais que antecedem graves problemas ou que podem levar ao óbito. A frequência com que os SSVV devem ser aferidos segue a prescrição médica ou a de enfermagem, variando conforme a condição clínica do paciente. Antes dos procedimentos, é necessário que o enfermeiro siga algumas normas gerais. Reflita e indique quais são as normas a serem seguidas nesse caso.

3. A dor compreende um dos SSVV, e identificá-la é essencial para seu controle. O enfermeiro faz o manejo da dor, sendo demandado dele conhecer as etapas essenciais para sua avaliação e seu controle. A avaliação e o registro da intensidade da dor precisam ser realizados de maneira contínua e regular, igual ao controle dos SSVV, para que a terapêutica seja efetiva, proporcione segurança à equipe prestadora de cuidados de saúde e melhore a qualidade de vida do paciente. Para a mensuração da intensidade da dor, existem algumas escalas que podem ser utilizadas. Reflita e indique os tipos de escala e as respectivas indicações de escolha.

Capítulo 6
Medidas antropométricas

Cristiano Caveião

Conteúdos do capítulo:

- Principais medidas antropométricas utilizadas nos serviços de saúde – peso, estatura, índice de massa corporal (IMC), envergadura (distância pubovértice e distância puboplantar), circunferências da cintura, abdominal, de braço e panturrilha.
- Orientações técnicas para a tomada de medidas antropométricas.
- Peso em recém-nascidos e lactentes.

Após o estudo deste capítulo, você será capaz de:

1. coletar medidas antropométrica;
2. escolher equipamentos adequados para as medidas antropométricas;
3. analisar os valores de risco para doenças associadas à obesidade com base nas circunferências da cintura e abdominal

A antropometria estuda os caracteres que são mensuráveis da morfologia humana, como profundidades, comprimentos e circunferências corporais. Os resultados podem ser utilizados para a confecção de equipamentos, vestuário e maquinário, entre outros produtos ou equipamentos para a utilização humana. Já na área da saúde, muitos procedimentos e condutas terapêuticas requerem essa informação para uma prescrição correta. Por exemplo, o cálculo da dosagem de um medicamento poderá necessitar do peso ou do índice de massa corporal (IMC) do indivíduo. Muitos equipamentos, para serem escolhidos e utilizados corretamente, necessitam das medidas corporais, como nos casos de sondas, tubos orotraqueais, próteses ortopédicas, colares cervicais, entre outros. Na saúde pública e em ambulatórios, a antropometria é importante para o acompanhamento de indivíduos portadores de hipertensão arterial, diabetes, nefropatias, gestantes e crianças.

6.1 Orientações técnicas para a tomada de medidas antropométricas

A avaliação antropométrica é um conjunto de medidas primárias e secundárias indicado para investigar o estado nutricional de um indivíduo, tratamentos medicamentosos, utilização de equipamentos médicos, além de servir como apoio a possíveis diagnósticos para o risco de doenças cardiovasculares. Nessa avaliação, sempre são considerados peso, altura, dobras cutâneas, circunferências, IMC e peso ideal (Porto, 2019; Cheregatti; Jeronimo, 2011).

Na avaliação antropométrica, o profissional de saúde pode trabalhar com dados isolados, que são de interesse para aquele momento, ou com todas as informações. Durante a verificação dos dados, é necessário ter como base alguns pontos anatômicos, aplicar equações e fórmulas, enfim, uma série de cuidados e pontos de atenção são fundamentais. A seguir, especificamos algumas recomendações gerais e, na continuidade, detalhamos cada uma das medidas antropométricas (Porto, 2019; Cheregatti; Jeronimo, 2011).

6.1.1 Peso em crianças maiores de 2 anos de idade e adultos

Para que os profissionais de enfermagem afiram o peso em crianças e adultos, precisam aplicar estes passos:

- antes da pesagem, verificar se a balança está "tarada"[1];
- posicionar a balança em piso plano e firme, e em local bem-iluminado;
- o indivíduo a ser pesado deverá estar vestido com o mínimo possível de roupas (sem sapatos, roupas leves, sem objetos nos bolsos e sem acessórios pesados);
- solicitar que o indivíduo suba calmamente sobre a plataforma da balança e posicione-se bem no centro;
- o indivíduo deverá manter o corpo ereto e com a cabeça erguida em um ângulo de 90° em relação ao solo, distribuindo o peso igualmente nos dois pés e com os braços estendidos ao longo do corpo.

---

1 É possível fixar o peso de materiais (tara), facilitando a pesagem de indivíduos para os quais é necessário descontar o peso de cadeira de rodas, roupas etc.

6.1.2 Estatura em crianças maiores de 2 anos de idade e adultos

Para aferir a estatura em crianças e adultos, os profissionais de enfermagem têm de:

- solicitar ao indivíduo que retire os sapatos, todas as roupas volumosas e os adornos da cabeça;
- utilizar um antropômetro vertical que poderá estar fixo na parede ou acoplado à balança mecânica;
- pedir ao indivíduo que se posicione de costas para o equipamento com os pés paralelos e os tornozelos unidos/juntos;
- confirmar que as nádegas e as costas estejam tocando o aparelho (ou a parede) e que os braços estejam caídos ao longo do corpo.

6.1.3 Medida da circunferência abdominal

Para medir a circunferência abdominal, são necessários os seguintes passos:

- não realizar a medida sobre a roupa;
- o indivíduo deverá estar de pé, com os braços relaxados ao lado do corpo e com os pés levemente afastados;
- caso haja dificuldade para identificar a cintura, considerar a medida horizontal no ponto médio entre a última costela e a crista ilíaca;
- a medida deverá ser tomada ao final de uma expiração normal e sem comprimir a pele;
- o ponto inicial da fita (ponto zero) deve estar acima do valor medido;
- o valor tomado deverá ser registrado com precisão de 0,1 cm.

6.1.4 Equipamentos necessários

Para a tomada de dados antropométricos, são necessários os seguintes equipamentos:

- fita métrica;
- balança;
- estadiômetro vertical – para medida da estatura em adultos;
- estadiômetro infantil e antropômetro horizontal[2] – para medida da estatura em crianças;
- algodão;
- álcool 70%.

6.1.5 Tipos de balança

No mercado, há diferentes balanças. Os três principais tipos de balança antropométrica são: (1) mecânica; (2) digital; (3) digital para obesos (Porto, 2019; Cheregatti; Jeronimo, 2011).

A **balança antropométrica mecânica**, também conhecida como *balança analógica*, é de fácil manuseio e mais simples para medir peso (Figura 6.1). Opera por meio de um mecanismo de mola que não necessita de baterias. Apresenta grandes plataformas para os pés e mostradores de fácil leitura, contando também com estadiômetro para a aferição da altura. Esse tipo de balança

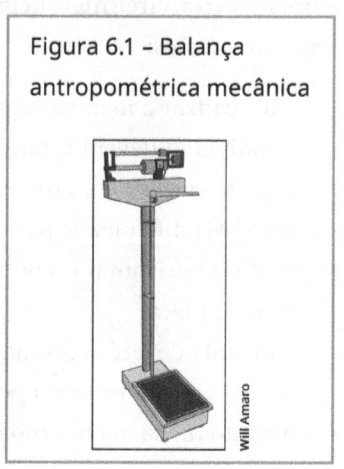

Figura 6.1 – Balança antropométrica mecânica

Will Amaro

---

2 Utilizado para medir estatura de crianças menores de 2 anos na posição deitada.

apresenta extrema precisão quando são respeitados os intervalos de manutenção (Porto, 2019; Jeronimo, 2011).

A **balança antropométrica digital** mede o peso corporal com maior precisão. Funciona com bateria ou ligada a uma tomada (Figura 6.2). Dependendo das interfaces, pode apresentar recursos como memória e até mesmo transferência de dados para aplicativos (Porto, 2019; Cheregatti; Jeronimo, 2011).

Figura 6.2 – Balança mecânica

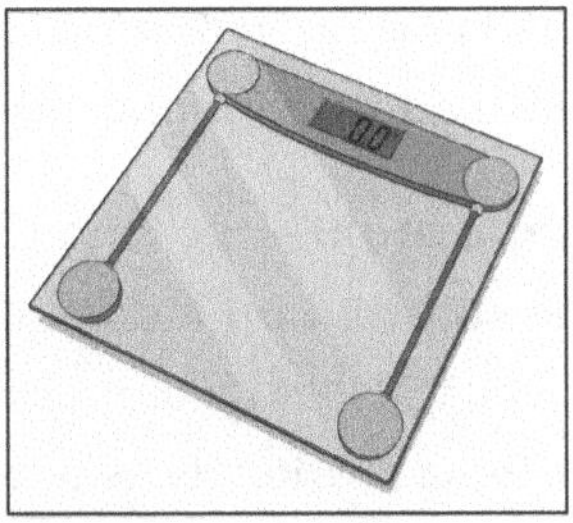

A **balança antropométrica digital para obesos** é um equipamento de alta capacidade que é uma alternativa para pessoas que pesam mais do que uma balança padrão pode medir. Esse tipo de balança pode chegar a registrar pesos de até 600 kg (Porto, 2019; Cheregatti; Jeronimo, 2011).

6.2 Peso, estatura e índice de massa corporal

A avaliação de peso, estatura e IMC é um parâmetro utilizado pelo enfermeiro durante a anamnese e o exame físico e pode subsidiar o planejamento da assistência de enfermagem.

6.2.1 Peso

O peso corporal é a soma de todos os componentes corporais: água e tecidos adiposo, muscular e ósseo. A avaliação do peso proporciona a dimensão e o monitoramento do estado nutricional e da reserva de energia. Para a aferição do peso, utiliza-se a balança mecânica, tipo plataforma, ou a balança digital (que devem estar sempre calibradas). Para os indivíduos impossibilitados de deambular, é possível utilizar a cama-balança (equipamento pouco utilizado em razão de seu alto custo) (Porto, 2019).

Eis algumas terminologias utilizadas para a descrição do peso:

- **Peso atual** – encontrado no momento da pesagem.
- **Peso usual ou habitual** – considerado como referência na avaliação das mudanças recentes de peso e em casos em que não há possibilidade de se determinar o peso atual.
- **Peso ideal** – calculado considerando-se alguns parâmetros, como idade, biotipo, sexo e altura; pode apresentar variação de 10% para baixo ou para cima do peso teórico (Porto, 2019).

Para o cálculo do peso ideal, é aconselhável a utilização do IMC por meio da seguinte fórmula:

$$\text{peso ideal} = \text{altura}^2 \times \text{IMC médio}$$

Contudo, é necessário levar em consideração o biótipo e as características individuais do paciente, sem estabelecer metas que possam levar a exageros e transtornos alimentares, como bulimia e anorexia (Porto, 2019).

Além disso, podem ser considerados o peso ajustado, o peso seco e o peso corrigido.

O **peso ajustado**, que se refere ao peso estimado com base no peso atual e no peso ideal, pode ser assim calculado:

$$\text{Obesos} = (\text{peso atual} - \text{peso ideal}) \times 0{,}25 + \text{peso ideal}$$

> Desnutridos = (peso atual − peso ideal) × 0,25 + peso atual

O **peso seco** é aquele descontado de edema e ascite. O valor a ser descontado depende da localização e da intensidade do edema.

O **peso corrigido** é considerado em indivíduos amputados. Os percentuais de proporção utilizados são os seguintes: tronco sem membros, 50%; mão, 0,7%; antebraço com mão, 2,3%; antebraço sem mão, 1,6%; parte superior do corpo, 2,7%; braço inteiro, 5,0%; pé, 1,5%; perna abaixo do joelho com pé, 5,9%; coxa, 10,1%; perna inteira, 16%.

A fórmula utilizada para estimar o peso corrigido é a seguinte:

> peso corrigido = peso antes da amputação ÷ (100% − % amputação) × 100

6.2.2 Estatura

O crescimento linear é obtido por meio da aferição da estatura. Podem ser utilizados diferentes métodos para se determinar a altura (Porto, 2019). A seguir, reproduzimos algumas considerações sobre a aferição de estatura, segundo Porto (2019):

- Crianças devem ter a altura medida na posição deitada, utilizando-se fita métrica ou régua graduada (Figura 6.3).
- Em indivíduos que são capazes de ficar em posição ortostática (em pé), a medida é realizada em balança com estadiômetro ou fita

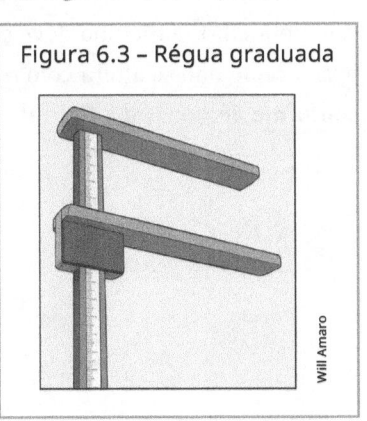

Figura 6.3 – Régua graduada

Will Amaro

métrica inextensível com precisão de 0,1 cm, afixada em superfície lisa, vertical e sem rodapé.
- Para a realização de uma medida, é necessário que cinco pontos anatômicos estejam próximos à parede ou ao estadiômetro – calcanhares, panturrilhas, glúteos, escápulas e ombros.
- Joelhos devem estar esticados, pés devem estar juntos e braços devem estar estendidos ao longo do corpo.
- A cabeça deve estar erguida em um ângulo de 90° em relação ao solo, e os olhos devem estar mirando um plano horizontal à frente.
- O estadiômetro deve ser baixado até que encoste na cabeça, com pressão suficiente apenas para comprimir o cabelo.
- Nos casos dos adultos em que não é possível aferir a altura, pode-se perguntar a eles se a conhecem.
- No caso de idosos, observa-se redução da altura com o passar dos anos, que está relacionada ao encurtamento da coluna vertebral, recorrente da diminuição dos corpos vertebrais e dos discos intervertebrais. Nesses casos, a aferição da altura é importante, pois a medida da altura informada será sempre maior do que a medida atual.

Outra possibilidade para **estimar a altura** se baseia no tamanho do joelho (a medida deve ser realizada na parte interna da perna), que não se altera com o aumento da idade (Porto, 2019), conforme demonstra a figura a seguir.

Figura 6.4 – Técnica de mensuração de altura de joelho

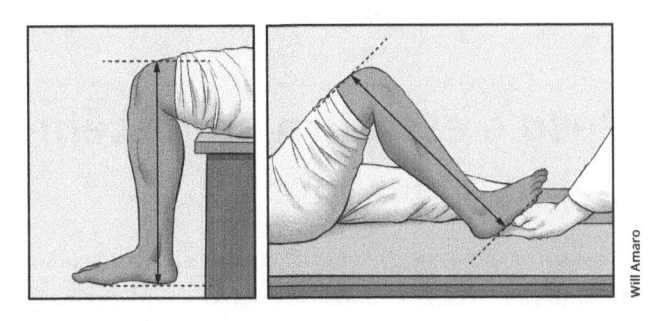

Nos indivíduos que estão acamados, pode-se utilizar a **altura recumbente** para que haja superestimação da altura real (aproximadamente 3 cm no sexo masculino e 4 cm no sexo feminino). A altura recumbente é realizada com o paciente deitado em posição supinada, e a distância entre o topo da cabeça e a base do pé corresponde à altura do indivíduo. Ela é utilizada em caso de indivíduos politraumatizados ou com outras condições que inviabilizem a medida da altura do joelho e/ou da semienvergadura ou da envergadura (Porto, 2019).

6.2.3 Índice de massa corporal

Amplamente utilizado como indicador do estado nutricional, o IMC é obtido de maneira rápida, sendo de fácil interpretação por meio da utilização da seguinte fórmula:

$$IMC = peso\ atual\ (kg)\ /\ altura^2\ (m)$$

O IMC não faz distinção entre massa gorda e massa magra; assim, um indivíduo musculoso pode ser classificado com "excesso de peso". Deve-se avaliar o IMC em conjunto com o biotipo do indivíduo, pois esse parâmetro tem influência na distribuição do tecido adiposo (Porto, 2019).

6.3 Peso e estatura em recém--nascido e lactente

Peso e estatura são importantes indicadores para a avaliação do crescimento e do desenvolvimento saudável em recém-nascidos e lactentes. Ao nascer, o peso médio de um recém-nascido a termo (normal) é de aproximadamente 3,2 a 3,5 kg, e a estatura varia entre 48 cm e 52 cm. Durante os primeiros meses de vida, os lactentes experimentam um rápido ganho de peso e crescimento em estatura. Nos primeiros seis meses, o peso do bebê geralmente dobra em relação ao peso de nascimento e, ao final de um ano, triplica. A estatura também aumenta rapidamente, com os bebês crescendo cerca de 25 cm no primeiro ano. A monitorização regular desses parâmetros permite a identificação precoce de possíveis desvios no padrão de crescimento, possibilitando intervenções adequadas para garantir o desenvolvimento saudável da criança.

6.3.1 Peso em recém-nascido e lactente

A mensuração da massa corporal no recém-nascido e no lactente tem como objetivos calcular a superfície corporal, acompanhar o crescimento e o desenvolvimento, identificar possíveis alterações metabólicas e calcular a dosagem de medicação e alimentação. Para a pesagem, é necessária a utilização de balança infantil ou antropométrica digital. Recomenda-se que a verificação do peso ocorra sempre no período da manhã, com o indivíduo em jejum, sendo fundamental que haja a padronização do horário para o procedimento (Cheregatti; Jeronimo, 2011).

O procedimento é simples, porém é fundamental que o enfermeiro execute os seguintes passos:

- explicar o procedimento ao acompanhante;
- fechar janelas e portas para manter um ambiente aquecido e privativo;
- verificar se a balança está calibrada;
- realizar o travamento do pino da balança;
- retirar a roupa do recém-nascido ou lactente;
- colocar o recém-nascido ou lactente sobre a balança, sempre com atenção para evitar quedas;
- posicionar o massor[3] no local do número indicado com o peso anterior, com exceção para a balança digital;
- movimentar o massor até atingir o nivelamento fiel da balança;
- conferir o valor e anotar;
- retirar o recém-nascido ou lactente da balança e vesti-lo;
- higienizar as mãos;
- registrar o peso no prontuário (Cheregatti; Jeronimo, 2011).

6.3.2 Estatura em recém-nascido e lactente

A aferição da estatura de recém-nascido e lactente tem como finalidade a verificação e o acompanhamento do crescimento musculoesquelético e o fornecimento de parâmetros para avaliação do estado de saúde. Para o procedimento, são necessários os seguintes materiais: régua antropométrica, mesa de apoio ou

---

3   Dispositivo que regula o peso da balança para aferição.

maca e lençol de tecido ou papel. O procedimento é simples, e o enfermeiro deve realizar os seguintes passos:

- separar o material;
- higienizar as mãos;
- explicar ao acompanhante o procedimento;
- forrar a mesa ou maca com lençol;
- posicionar a criança em decúbito dorsal, sem calçados;
- afastar o anteparo móvel da régua até atingir uma distância superior ao tamanho do recém-nascido ou lactente;
- encaixar a régua, encostando-a na cabeça e nos pés do recém-nascido ou lactente;
- manter as pernas do recém-nascido ou lactente em extensão;
- verificar o número na régua;
- retirar a régua;
- entregar o recém-nascido ou lactente ao acompanhante;
- organizar o local;
- higienizar as mãos;
- registrar a medida no prontuário (Cheregatti; Jeronimo, 2011).

6.4 Circunferências da cintura e abdominal

O procedimento para obter as medidas de circunferência da cintura (CC) e circunferência abdominal (CA) requer que o indivíduo fique em pé, descalço, com a blusa levantada, os braços flexionados e cruzados à frente do tórax, pés afastados, abdômen relaxado e respirando normalmente. As medidas de CC e CA devem ser obtidas sempre no lado direito da pessoa, e o enfermeiro deve realizar os seguintes passos:

- localizar a linha axilar média – posicionar-se na frente do indivíduo e levar as mãos atrás das costas da pessoa, formando um círculo, deslocar lentamente as duas mãos para frente ao mesmo tempo e, quando puder visualizar os dedos por inteiro, será nesse ponto que marcará a linha axilar média;
- solicitar que o indivíduo inspire profundamente e segure a respiração por alguns instantes;
- apalpar até localizar a décima costela, que é a última costela fixa, pedir que o indivíduo solte a respiração e marcar com caneta o ponto localizado;
- projetar a marcação da décima costela na linha axilar média;
- localizar a crista ilíaca, que é a parte mais alta do osso ilíaco, e marcar o ponto com a caneta;
- posicionar a parte inicial da fita de ponto médio na projeção da décima costela e a parte final da fita, na marcação da crista ilíaca;
- ajustar a fita até que o mesmo número que estiver na marca da décima costela apareça na marca da crista ilíaca;
- passar a fita ao redor do corpo do indivíduo, na altura do ponto médio, ajustar e verificar se a fita está paralela ao solo;
- solicitar que a pessoa inspire e solte completamente o ar dos pulmões, permanecendo nessa situação até que a leitura da medida seja realizada;
- a marcação do valor deve estar alinhada dos dois lados e a leitura deve ser realizada na altura dos olhos do avaliador;
- tomar cuidado para que a fita não comprima a pele;
- retirar a fita e registrar o valor encontrado (Mattos, 2017).

A imagem a seguir representa de modo sintetizado a aferição da CC.

Figura 6.5 – Medida da circunferência da cintura

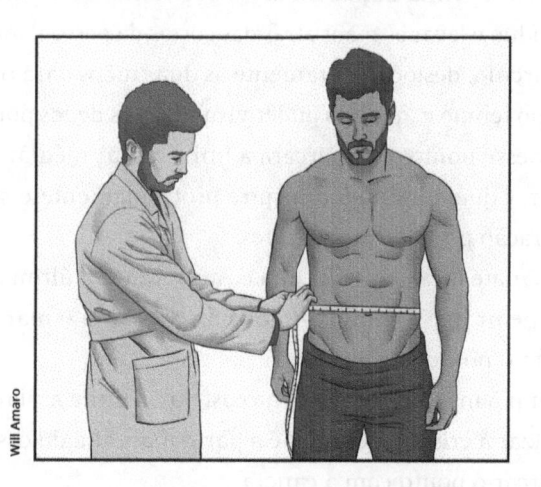

Para a medida de CC, é necessário utilizar a fita métrica inextensível, com graduação em centímetros. Ela deve ser posicionada no ponto médio entre a última costela e a crista ilíaca, sem realizar pressão, em plano horizontal. O indivíduo deve manter o abdome relaxado e expirar normalmente.

Os indivíduos em que a CC está muito aumentada são classificados com obesidade abdominal. A CC reflete o conteúdo de gordura visceral, ou seja, aquela aderida aos órgãos internos, como intestinos e fígado. Essa gordura apresenta associação com a gordura corporal total, sendo o tipo de obesidade tradicionalmente associada à síndrome metabólica e às doenças cardiovasculares (Porto, 2019).

Segundo a Organização Mundial da Saúde (OMS), os valores considerados de risco para doenças associadas à obesidade são os apresentados na tabela a seguir.

Tabela 6.1 – Valores de risco para doenças associadas à obesidade

	Risco elevado	Risco muito elevado
Mulheres	≥ 80	≥ 88
Homens	≥ 94	≥ 102

Fonte: Elaborado com base em WHO, 1999.

6.5 Circunferências do braço e da panturrilha

Verificar as medidas das circunferências do braço e da panturrilha é uma prática comum na avaliação do estado nutricional e da composição corporal, especialmente em populações vulneráveis, como crianças, idosos e pacientes hospitalizados. A circunferência do braço, medida no ponto médio entre o acrômio (ombro) e o olécrano (cotovelo), fornece informações sobre a massa muscular e a reserva de gordura subcutânea. Já a circunferência da panturrilha, medida no ponto de maior diâmetro, é um indicador importante de massa muscular, particularmente em idosos, em que uma diminuição pode estar associada à sarcopenia e ao maior risco de quedas e fragilidade. Essas medidas são valiosas em contextos clínicos e comunitários, pois são simples, não invasivas e podem ser utilizadas para monitorar o estado nutricional ao longo do tempo, contribuindo para intervenções precoces e adequadas.

A circunferência do braço (CB) indica a reserva de gordura e massa muscular. A CB reduz-se em caso de perda de peso aguda e crônica, estimando o grau de desnutrição do indivíduo (Grant, 1993).

Para a aferição da CB, o enfermeiro deve realizar os seguintes passos:

- solicitar ao indivíduo que fique em pé ou sentado;
- solicitar que o braço direito fique paralelo ao corpo e exposto;
- solicitar que a pessoa posicione o cotovelo em um ângulo de 90°;
- com a fita métrica flexível, medir o ponto médio entre o acrômio e o olécrano;
- marcar o ponto médio com caneta;
- solicitar que o indivíduo relaxe o braço e mantenha-o em paralelo ao corpo;
- passar a fita métrica ao redor do braço, na altura da marca do ponto médio (sem comprimir o local);
- anotar o resultado (Grant, 1993).

A circunferência da panturrilha (CP) é considerada uma medida importante para que se acompanhe o estado nutricional, visto que ela permite avaliar a depleção da massa muscular. A medida da CP é muito utilizada no diagnóstico de sarcopenia em idosos, uma vez que é a medida mais sensível e de fácil aplicação para avaliar a massa muscular. Também é útil para indicar depleção de massa muscular em condições em que ocorre a desnutrição (Porto, 2019).

Nesse procedimento (Figura 6.6) o indivíduo precisa ficar sentado, mantendo os pés aproximadamente a 20 cm do corpo, com joelho em ângulo de 90°. Considera-se a medida mais larga a da panturrilha da perna esquerda (Porto, 2019).

Figura 6.6 – Técnica de medida da circunferência da panturrilha

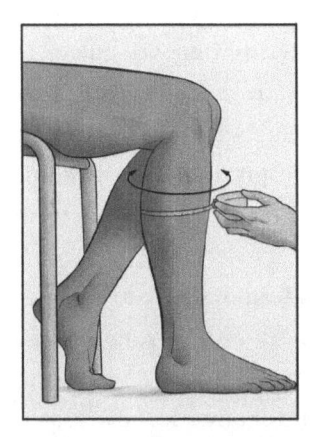

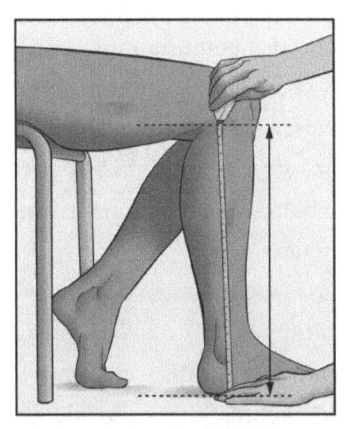

Will Amaro

Para saber mais

A avaliação antropométrica é essencial, principalmente quando se trata da circunferência abdominal, visto que é um parâmetro avaliativo para doenças associadas à obesidade. Para conhecer mais sobre a obesidade no Brasil, consulte o seguinte material:

ABESO – Associação Brasileira para o Estudo da Obesidade e Síndrome Metabólica. **Mapa da obesidade.** Disponível em: <https://abeso.org.br/obesidade-e-sindrome-metabolica/mapa-da-obesidade>. Acesso em: 5 set. 2024.

Síntese

Neste capítulo, demonstramos que a avaliação antropométrica é uma prática comum para os enfermeiros, uma vez que os resultados são essenciais para o processo de cuidado. Para garantir a precisão dessa avaliação, é fundamental contar com equipamentos de alta qualidade e precisão prontamente disponíveis, como balanças e fita métrica, sempre em associação com técnicas adequadas.

Essas medidas são acessíveis em termos de custo e fornecem rapidamente informações nutricionais, auxiliam na seleção de equipamentos para tratamentos e na definição da dosagem de medicamentos. Após a avaliação antropométrica, diversas abordagens podem ser adotadas, não apenas em ambientes hospitalares, mas também em ambulatórios, na atenção básica e em consultórios, contribuindo para a educação em saúde.

Questões para revisão

1. Quais são os passos recomendados para medir a circunferência abdominal (CA) durante uma avaliação antropométrica?
    a) Realizar a medida sobre a roupa, pedir que o indivíduo mantenha os braços erguidos e os pés unidos, e registrar o valor com precisão de 1 cm.
    b) Tomar a medida ao final de uma inspiração profunda, posicionar os braços do indivíduo cruzados sobre o peito e os pés paralelos, e registrar o valor com precisão de 0,5 cm.
    c) Não realizar a medida sobre a roupa, posicionar o indivíduo de pé com os braços relaxados ao lado do corpo e

os pés levemente afastados, e registrar o valor com precisão de 0,1 cm.

d) Realizar a medida sobre a roupa, posicionar o indivíduo sentado com os braços estendidos para os lados e os pés apoiados no chão, e registrar o valor com precisão de 2 cm.

e) Realizar a medida sobre a roupa, posicionar o indivíduo sentado com os braços estendidos para os lados e os pés apoiados no chão, e registrar o valor com precisão de 0,1 cm.

2. Para que serve a medição da circunferência do braço (CB) de um indivíduo?
   a) Avaliar o estado de hidratação.
   b) Estimar o risco de doenças cardiovasculares.
   c) Indicar a reserva de gordura e a massa muscular.
   d) Avaliar a pressão arterial.
   e) Estimar e indicar o crescimento do individuo.

3. Com relação à circunferência da cintura (CC), quais são os valores considerados de risco para doenças associadas à obesidade, de acordo com a OMS?
   a) Risco elevado: ≥ 80 cm para mulheres e ≥ 94 cm para homens. Risco muito elevado: ≥ 88 cm para mulheres e ≥ 102 cm para homens.
   b) Risco elevado: ≥ 88 cm para mulheres e ≥ 102 cm para homens. Risco muito elevado: ≥ 80 cm para mulheres e ≥ 94 cm para homens.
   c) Risco elevado: ≥ 94 cm para mulheres e ≥ 102 cm para homens. Risco muito elevado: ≥ 80 cm para mulheres e ≥ 88 cm para homens.

d) Risco elevado: ≥ 80 cm para mulheres e ≥ 88 cm para homens. Risco muito elevado: ≥ 94 cm para mulheres e ≥ 102 cm para homens.

e) Risco elevado: ≥ 88 cm para mulheres e ≥ 80 cm para homens. Risco muito elevado: ≥ 94 cm para mulheres e ≥ 102 cm para homens.

4. O crescimento linear é obtido por meio da aferição da estatura. Podem ser utilizados diferentes métodos para se determinar a altura. Como é realizada a medição da estatura de um indivíduo que pode ficar em posição ortostática?

5. A CC e a CA são utilizadas como equivalentes na prática diária; contudo, sob o ponto de vista anatômico, existem diferenças entre elas. O procedimento para obter as medidas de CC e CA requer que o indivíduo fique em pé, descalço, com a blusa levantada, os braços flexionados e cruzados à frente do tórax, pés afastados, abdômen relaxado e respirando normalmente, e a medida deve ser sempre realizada no lado direito. Descreva os passos para obter as medidas de CC e CA.

Questões para reflexão

1. K.L.M., sexo masculino, 45 anos de idade, padeiro, solteiro, hipertenso e não fumante, tem histórico familiar de hipertensão e diabetes, relata alimentação irregular ou incorreta e ausência de atividade física. Ele foi admitido na unidade de emergência de um hospital universitário em razão de fratura bilateral em membros inferiores. Para completar os dados na ficha do paciente, a enfermeira do centro cirúrgico foi até o pronto-socorro para realizar a avaliação prévia, antes do procedimento. Em virtude da impossibilidade de o paciente

ficar em pé para aferição de peso e estatura, qual técnica a enfermeira deverá utilizar, visto que durante a entrevista ele não soube referir esses dois dados?

2. O peso corporal é a soma de todos os componentes da composição corporal: água e tecidos adiposo, muscular e ósseo. A avaliação do peso corporal proporciona a dimensão e o monitoramento do estado nutricional e da reserva de energia. Reflita sobre a importância do cálculo do peso ideal e indique quais ações podem ser realizadas para sua manutenção.

3. O crescimento linear é obtido por meio da aferição da estatura. Podem ser utilizados diferentes métodos para se determinar a altura. Outra possibilidade para estimar a altura se baseia no tamanho do joelho (a medida deve ser realizada na parte interna da perna), que não se altera com o aumento da idade. Quando se trata de idosos, observa-se a redução da altura. O que motiva essa situação?

Considerações finais

Nesta obra, destacamos os elementos cruciais para a formação do enfermeiro, enfatizando a importância da compreensão e do respeito às diferenças culturais, étnicas, raciais, de gênero, orientação sexual e condições sociais. Exploramos o cuidado em suas múltiplas perspectivas, já que ele é a essência da enfermagem e fundamental na relação entre enfermeiro e paciente.

O enfermeiro tem atuação educativa, política, de pesquisa e gerencial, visando não apenas à cura, mas também à inclusão, à prevenção e à reabilitação. Salientamos a importância de olhar o paciente a partir de uma perspectiva holística e de oferecer um tratamento justo e humanizado, independentemente de suas características individuais.

Além disso, abordamos temas como autocuidado, autonomia, gestão dos cuidados e a importância do prontuário na documentação do processo de cuidar. Também discutimos conceitos de biossegurança e prevenção de infecções, ressaltando a relevância da segurança do paciente e do trabalhador.

Apresentamos o prontuário como uma ferramenta essencial no processo de cuidar, ressaltando a importância dos registros corretos para a credibilidade e a segurança do paciente e do profissional de saúde. Medidas simples de biossegurança, como a higienização das mãos e o uso adequado de equipamentos de proteção, são cruciais na prevenção de infecções relacionadas à assistência à saúde.

Destacamos ainda a aferição dos sinais vitais e a avaliação antropométrica, práticas essenciais na rotina profissional do enfermeiro e que possibilitam a identificação precoce de alterações e intervenções imediatas. Esses procedimentos não apenas auxiliam no diagnóstico e no tratamento, mas também contribuem para a educação em saúde em diversos ambientes de atendimento, desde hospitais até ambulatórios e consultórios.

Referências

ALAGOAS. Conselho Regional de Enfermagem de Alagoas. **Parecer Técnico n. 13/2019, de 23 de julho de 2019.** Disponível em: <https://corenalagoas.org.br/parecer-tecnico-no-013-2019-coren-a>. Acesso em: 1º out. 2024.

BAQUEDANO, I. R. et al. Autocuidado de pessoas com diabetes mellitus atendidas em serviço de urgência no México. **Revista Latino-Americana de Enfermagem**, v. 18, n. 6, nov./dez. 2010. Disponível em: <https://www.scielo.br/j/rlae/a/VCzrRDgHSY5HcKMzxhgtHXB/?format=pdf&lang=pt>. Acesso em: 1º out. 2024.

BARROS, A. L. B. L. de (Org.). **Anamnese e exame físico**: avaliação diagnóstica de enfermagem no adulto. 3. ed. Porto Alegre: Artmed, 2016.

BARROS, A. L. B. L. de; LOPES, J. de L.; MORAIS, S. C. R. V. **Procedimentos de enfermagem para a prática clínica.** Porto Alegre: Artmed, 2019.

BERGAMASCO, E. C. et al. **Habilidades clínicas em enfermagem.** Rio de Janeiro: Guanabara Koogan, 2020.

BERKSOY, A. et al. Use of Noncontact Infrared Thermography to Measure Temperature in Children in a Triage Room. **Medicine**, v. 97, n. 5, e9737, Feb. 2018. Disponível em: <https://journals.lww.com/md-journal/fulltext/2018/02020/use_of_noncontact_infrared_thermography_to_measure.18.aspx>. Acesso em: 1º out. 2024.

BEZERRA, M. V. da R. et al. Política de saúde LGBT e sua invisibilidade nas publicações em saúde coletiva. **Saúde Debate**, Rio de Janeiro, v. 43, n. 8 (especial), p. 305-323, dez. 2019. Disponível em: <https://www.scielo.br/j/sdeb/a/DkZJz3V4kfLczm7Qbvpr3Xh/?format=pdf&lang=pt>. Acesso em: 1º out. 2024.

BLYTH, F. M. Chronic Pain – Is it a Public Health Problem? **Pain**, v. 137, n. 3, p. 465-466, July 2008. Disponível em: <https://journals.lww.com/pain/citation/2008/07310/chronic_pain___is_it_a_public_health_problem_.1.aspx>. Acesso em: 1º out. 2024.

BORGES, M. F. de S. O.; SILVA, I. F. da; KOIFMAN, R. Histórico social, demográfico e de saúde dos povos indígenas do estado do Acre, Brasil. **Ciência & Saúde Coletiva**, Rio de Janeiro, v. 25, n. 6, p. 2237-2246, 2020. Disponível em: <https://www.scielo.br/j/csc/a/Q8kQ4PJX98tpmQY7QkKzgyw/?format=pdf&lang=pt>. Acesso em: 1º out. 2024.

BRASIL. Agência Nacional de Vigilância Sanitária. **Higienização das mãos em serviços de saúde**. Brasília, DF, 2007. Disponível em: <https://bvsms.saude.gov.br/bvs/publicacoes/higienizacao_maos.pdf>. Acesso em: 1º out. 2024.

BRASIL. Agência Nacional de Vigilância Sanitária. **Medidas de prevenção de infecção relacionada à assistência à saúde**. Brasília, DF, 2017a. (Série Segurança do Paciente e Qualidade em Serviços de Saúde, v. 4). Disponível em: <https://www.gov.br/anvisa/pt-br/centraisdeconteudo/publicacoes/servicosdesaude/publicacoes/caderno-4-medidas-de-prevencao-de-infeccao-relacionada-a-assistencia-a-saude.pdf>. Acesso em: 1º out. 2024.

BRASIL. Agência Nacional de Vigilância Sanitária. **Segurança do paciente em serviços de saúde**: higienização das mãos. Brasília, DF, 2009. Disponível em: <https://bvsms.saude.gov.br/bvs/publicacoes/seguranca_paciente_servicos_saude_higienizacao_maos.pdf>. Acesso em: 1º out. 2024.

BRASIL. Agência Nacional de Vigilância Sanitária. **Segurança do paciente em serviços de saúde**: limpeza e desinfecção de superfícies. Brasília, DF, 2010. Disponível em: <https://www.gov.br/anvisa/pt-br/centraisdeconteudo/publicacoes/servicosdesaude/publicacoes/manual-de-limpeza-e-desinfeccao-de-superficies.pdf>. Acesso em: 1º out. 2024.

BRASIL. Conselho Federal de Enfermagem. **Guia de recomendações para registro de enfermagem no prontuário do paciente e outros documentos de enfermagem**. Brasília, DF, 2016. Disponível em: <https://www.cofen.gov.br/wp-content/uploads/2016/06/RESOLU%C3%87%C3%83O-COFEN-N%C2%BA-0514-2016-GUIA-DE-RECOMENDA%C3%87%C3%95ES-vers%C3%A3o-web.pdf>. Acesso em: 1º out. 2024.

BRASIL. Conselho Federal de Enfermagem. Resolução n. 429, de 30 de maio de 2012. **Diário Oficial da União**, Poder Legislativo, Brasília, DF, 8 jun. 2012a. Disponível em: <https://www.cofen.gov.br/wp-content/uploads/2012/06/RESOLUCAO-COFEN-429-2012.pdf>. Acesso em: 1º out. 2024.

BRASIL. Conselho Federal de Enfermagem. Resolução n. 564, de 6 de novembro de 2017. **Diário Oficial da União**, Brasília, 6 dez. 2017b. Disponível em: <https://www.cofen.gov.br/resolucao-cofen-no-5642017>. Acesso em: 1º out. 2024.

BRASIL. Conselho Federal de Enfermagem. Resolução n. 736, de 17 de janeiro de 2024. **Diário Oficial da União**, Brasília, DF, 31 jan. 2024. Disponível em: <https://www.cofen.gov.br/resolucao-cofen-no-736-de-17-de-janeiro-de-2024>. Acesso em: 10 jun. 2024.

BRASIL. Conselho Nacional do Meio Ambiente. Resolução n. 275, de 25 de abril de 2001. **Diário Oficial da União**, Brasília, DF, 19 jun. 2001. Disponível em: <https://www.siam.mg.gov.br/sla/download.pdf?idNorma=291#:~:text=Resolu%C3%A7%C3%A3o%20CONAMA%20n%C2%BA%20275%20de,informativas%20para%20a%20coleta%20seletiva>. Acesso em: 1º out. 2024.

BRASIL. Conselho Nacional do Meio Ambiente. Resolução n. 358, de 29 de abril de 2005. **Diário Oficial da União**, Brasília, DF, 4 maio 2005. Disponível em: <https://www.siam.mg.gov.br/sla/download.pdf?idNorma=5046>. Acesso em: 1º out. 2024.

BRASIL. Constituição (1988). **Diário Oficial da União**, Poder Legislativo, Brasília, DF, 5 out. 1988. Disponível em: <https://www.planalto.gov.br/ccivil_03/constituicao/constituicao.htm>. Acesso em: 1º out. 2024.

BRASIL. Decreto n. 50.387, de 28 de março de 1961. **Diário Oficial da União**, Poder Executivo, Brasília, DF, 29 mar. 1961. Disponível em: <https://www.planalto.gov.br/ccivil_03/decreto/1950-1969/d50387.htm>. Acesso em: 1º out. 2024.

BRASIL. Decreto n. 94.406, de 8 de junho de 1987. **Diário Oficial da União**, Poder Executivo, Brasília, DF, 9 jun. 1987. Disponível em: <https://www.planalto.gov.br/ccivil_03/decreto/1980-1989/d94406.htm>. Acesso em: 1º out. 2024.

BRASIL. Decreto-Lei n. 2.848, de 7 de dezembro de 1940. **Diário Oficial da União**, Poder Executivo, Brasília, DF, 31 dez. 1940. Disponível em: <https://www.planalto.gov.br/ccivil_03/decreto-lei/del2848.htm>. Acesso em: 1º out. 2024.

BRASIL. Lei n. 7.498, de 25 de junho de 1986. **Diário Oficial da União**, Poder Legislativo, Brasília, DF, 25 jun. 1986. Disponível em: <https://www.planalto.gov.br/ccivil_03/leis/l7498.htm>. Acesso em: 1º out. 2024.

BRASIL. Lei n. 10.406, de 10 de janeiro de 2002. **Diário Oficial da União**, Poder Legislativo, Brasília, DF, 11 jan. 2002a. Disponível em: <https://www.planalto.gov.br/ccivil_03/leis/2002/l10406.htm>. Acesso em: 1º out. 2024.

BRASIL. Lei n. 13.105, de 16 de março de 2015. **Diário Oficial da União**, Poder Legislativo, Brasília, DF, 17 mar. 2015. Disponível em: <https://www.planalto.gov.br/ccivil_03/_ato2015-2018/2015/lei/l13105.htm>. Acesso em: 1º out. 2024.

BRASIL. Lei n. 13.787, de 27 de dezembro de 2018. **Diário Oficial da União**, Poder Legislativo, Brasília, DF, 28 dez. 2018. Disponível em: <https://www.planalto.gov.br/ccivil_03/_ato2015-2018/2018/lei/l13787.htm>. Acesso em: 1º out. 2024.

BRASIL. Ministério da Saúde. Agência Nacional de Vigilância Sanitária. **Anexo 01**: protocolo para a prática de higiene das mãos em serviços de saúde. Brasília, DF, 2013a. Disponível em: <https://proqualis.net/sites/proqualis.net/files/000002347fQHsQg.pdf>. Acesso em: 1º out. 2021.

BRASIL. Ministério da Saúde. Agência Nacional de Vigilância Sanitária. Resolução RDC n. 306, de 7 de dezembro de 2004. **Diário Oficial da União**, Brasília, DF, 8 dez. 2004. Disponível em: <https://bvsms.saude.gov.br/bvs/saudelegis/anvisa/2004/res0306_07_12_2004.html>. Acesso em: 1º out. 2024.

BRASIL. Ministério da Saúde. Fundação Nacional de Saúde. **Política Nacional de Atenção à Saúde dos Povos Indígenas**. 2. ed. Brasília, DF, 2002b. Disponível em: <https://bvsms.saude.gov.br/bvs/publicacoes/politica_saude_indigena.pdf>. Acesso em: 1º out. 2024.

BRASIL. Ministério da Saúde. Secretaria de Atenção à Saúde. Departamento de Atenção Básica. **Caderno de atenção domiciliar**. Brasília, DF, 2012b. v. 1. Disponível em: <http://189.28.128.100/dab/docs/publicacoes/geral/cad_vol1.pdf>. Acesso em: 1º out. 2024.

BRASIL. Ministério da Saúde. Secretaria de Atenção à Saúde. Departamento de Atenção Básica. **Caderno de Atenção Domiciliar**. Brasília, DF, 2013b. v. 2. Disponível em: <https://bvsms.saude.gov.br/bvs/publicacoes/caderno_atencao_domiciliar_melhor_casa.pdf>. Acesso em: 1º out. 2024.

BRASIL. Ministério da Saúde. Secretaria de Atenção à Saúde. Secretaria de Gestão do Trabalho e da Educação na Saúde. **Guia prático do cuidador**. Brasília, DF, 2008. (Série A. Normas e Manuais Técnicos). Disponível em: <https://bvsms.saude.gov.br/bvs/publicacoes/guia_pratico_cuidador.pdf>. Acesso em: 1º out. 2024.

BRASIL. Ministério da Saúde. Secretaria de Gestão Estratégica e Participativa. Departamento de Apoio à Gestão Participativa e ao Controle Social. **Política Nacional de Saúde Integral da População Negra**: uma política do SUS. 3. ed. Brasília, DF, 2017c. Disponível em: <https://bvsms.saude.gov.br/bvs/publicacoes/politica_nacional_saude_populacao_negra_3d.pdf>. Acesso em: 1º out. 2024.

BRASIL. Ministério da Saúde. Secretaria de Vigilância em Saúde. Portaria n. 344, de 12 de maio de 1998. **Diário Oficial da União**, Brasília, DF, 31 dez. 1998. Disponível em: <https://bvsms.saude.gov.br/bvs/saudelegis/svs/1998/prt0344_12_05_1998_rep.html>. Acesso em: 1º out. 2024.

BRASIL. Ministério do Trabalho e Emprego. Normas Regulamentadoras – NR. Brasília, **gov.br**, 14 fev. 2023. Disponível em: <https://www.gov.br/trabalho-e-emprego/pt-br/assuntos/inspecao-do-trabalho/seguranca-e-saude-no-trabalho/ctpp-nrs/normas-regulamentadoras-nrs>. Acesso em: 1º out. 2024.

BULECHEK, G. M. et al. **NIC**: classificação das intervenções de enfermagem. Tradução de Denise Costa Rodrigues. 6. ed. Rio de Janeiro: Elsevier, 2016.

CARMAGNANI, M. I. S. et al. **Procedimentos de enfermagem**: guia prático. 2. ed. Rio de Janeiro: Guanabara Koogan, 2017.

CARRIJO, A. R.; OGUISSO, T. Trajetória das anotações de enfermagem: um levantamento em periódicos nacionais (1957-2005). **Revista Brasileira de Enfermagem**, Brasília, n. 59 (especial), p. 454-458, 2006. Disponível em: <https://www.scielo.br/j/reben/a/yn9VVgVSnbMRSfPkm3Vp8tt/?format=pdf&lang=pt>. Acesso em: 1º out. 2024.

CHEREGATTI, A. L.; JERONIMO, R. A. S. **Enfermagem**: técnicas e procedimentos. São Paulo: Rideel, 2011.

ÇIÇEK, H. S. et al. Effect of Nail Polish and Henna on Oxygen Saturation Determined by Pulse Oximetry in Healthy Young Adult Females. **Emergency Medicine Journal**, v. 28, n. 9, p. 733, 2011. Disponível em: <https://emj.bmj.com/content/28/9/783>. Acesso em: 2 out. 2024.

CLOTET, J. O respeito à autonomia e aos direitos dos pacientes. **Revista da AMRIGS**, Porto Alegre, v. 53, n. 4, p. 432-435, out./ dez. 2009. Disponível em: <https://web.archive.org/web/20180411194303id_/http://www.amrigs.com.br/revista/53-04/22-534-respeito-%C3%A0-autonomia.pdf>. Acesso em: 2 out. 2024.

COELHO, E. de A. C. et al. Integralidade do cuidado à saúde da mulher: limites da prática profissional. **Escola Anna Nery Revista de Enfermagem**, Rio de Janeiro, v. 13, n. 1, p. 154-160, jan./mar. 2009. Disponível em: <https://www.scielo.br/j/ean/a/wBdMvhhJTLJnr7cC8S64NXx/?format=pdf&lang=pt>. Acesso em: 2 out. 2024.

CONTATORE, O. A.; MALFITANO, A. P. S.; BARROS, N. F. de. Os cuidados em saúde: ontologia, hermenêutica e teleologia. **Interface**, Botucatu, v. 21, n. 62, p. 553-563, 2017. Disponível em: <https://www.scielo.br/j/icse/a/BjXd3Vt3fL4rQT4xHHwJFJr/?format=pdf&lang=pt>. Acesso em: 2 out. 2024.

CORRÊA, M. S. M. et al. Acolhimento no cuidado à saúde da mulher no puerpério. **Cadernos de Saúde Pública**, Rio de Janeiro, v. 33, n. 3, e00136215, 2017. Disponível em: <https://www.scielo.br/j/csp/a/GbrsTdSmBsXcLSF6JPH6QJD/?format=pdf&lang=pt>. Acesso em: 2 out. 2024.

COSTA, A. L. J. da; EUGENIO, S. C. F. **Cuidados de enfermagem**. Porto Alegre: Artmed, 2014. (Série Tekne).

CUNHA, J. X. P. da et al. Autonomia do idoso e suas implicações éticas na assistência de enfermagem. **Saúde em Debate**, Rio de Janeiro, v. 36, n. 95, p. 657-664, out./dez. 2012. Disponível em: <https://www.scielo.br/j/sdeb/a/x5TvxNhyQmcwvGbN3QvPMQB/?format=pdf&lang=pt>. Acesso em: 2 out. 2024.

DALLABONA, M. I.; SILVA, M. M. **Cuidar de si e do outro**: desafios da enfermagem. 12 f. Trabalho de Conclusão de Curso (Pós-Graduação em Saúde Mental e Atenção Psicossocial) – Centro Universitário para o Desenvolvimento do Alto Vale do Itajaí – Unidavi, Rio do Sul, 2016.

FERNANDES, L. S.; NITSCHE, M. J. T.; GODOY, I. de. Síndrome de burnout em profissionais de enfermagem de uma unidade de terapia intensiva. **RPCFO**, Rio de Janeiro, v. 9, n. 2, p. 551-557, abr./jun. 2017. Disponível em: <https://seer.unirio.br/cuidadofundamental/article/view/4199/pdf_1>. Acesso em: 2 out. 2024.

FERREIRA, L. A. et al. Adesão às precauções padrão em um hospital de ensino. **Revista Brasileira de Enfermagem**, Brasília, v. 70, n. 1, p. 96-103, jan./fev. 2017. Disponível em: <https://www.scielo.br/j/reben/a/z5nm3twPDGHpkmqTZ9TtpZG/?format=pdf&lang=pt>. Acesso em: 2 out. 2024.

FONTES, A. F.; BARBOSA, R. R.; BRITO, D. Onde mora a autonomia do paciente em tempos de crise em Portugal? **Ciência & Saúde Coletiva**, v. 25, supl. 2, p. 4197-4200, out. 2020. Disponível em: <https://www.scielo.br/j/csc/a/m8dpSGCkxhmpkSYN7dB3mCc/?format=pdf&lang=pt>. Acesso em: 2 out. 2024.

FRANÇA, E. G. de. et al. Dificuldades de profissionais na atenção à saúde da pessoa com surdez severa. **Ciencia Y Enfermeria**, Concepción, v. 22, n. 3, p. 107-116, 2016. Disponível em: <https://www.scielo.cl/pdf/cienf/v22n3/0717-9553-cienf-22-03-00107.pdf>. Acesso em: 2 out. 2024.

FURTADO, M. C. de C. et al. Ações e articulações do enfermeiro no cuidado da criança na atenção básica. **Texto Contexto Enfermagem**, Florianópolis, v. 27, n. 1, e0930016, 2018. Disponível em: <https://www.scielo.br/j/tce/a/XFNBDLcnTSWt4XWTV5SjRkL/?format=pdf&lang=pt>. Acesso em: 2 out. 2024.

GALVÃO, M. T. dos R. L. S.; JANEIRO, J. M. da S. V. O autocuidado em enfermagem: autogestão, automonitorização e gestão sintomática como conceitos relacionados. **Revista Mineira de Enfermagem**, Belo Horizonte, v. 17, n. 1, p. 225-230, jan./mar. 2013. Disponível em: <https://periodicos.ufmg.br/index.php/reme/article/view/50266/41709>. Acesso em: 2 out. 2024.

GAMA, A. S. M. et al. Inquérito de saúde em comunidades ribeirinhas do Amazonas, Brasil. **Cadernos de Saúde Pública**, Rio de Janeiro, v. 34, n. 2, e00002817, 2018. Disponível em: <https://www.scielo.br/j/csp/a/nWyTKM4WRV5Gxr4pSVT4Mnp/?format=pdf&lang=pt>. Acesso em: 3 out. 2024.

GASPERI, P. de; RADÜNZ, V. Cuidar de si: essencial para enfermeiros. **Revista Mineira de Enfermagem,** Belo Horizonte, v. 10, n. 1, p. 82-87, jan./mar. 2006. Disponível em: <http://www.revenf.bvs.br/pdf/reme/v10n1/a14v10n1.pdf>. Acesso em: 3 out. 2024.

GIOVANI, A. M. M. et al. (Ed.). **Procedimentos de enfermagem**: IOT-HC-FMUSP. Barueri: Manole, 2014.

GOMES, I. Pessoas com deficiência têm menor acesso à educação, ao trabalho e à renda. **Agência IBGE Notícias**, 16 ago. 2024. Disponível em: <https://agenciadenoticias.ibge.gov.br/agencia-noticias/2012-agencia-de-noticias/noticias/37317-pessoas-com-deficiencia-tem-menor-acesso-a-educacao-ao-trabalho-e-a-renda#:~:text=Cerca%20de%2018%2C6%20milh%C3%B5es,defici%C3%AAncia%2C%20da%20Pnad%20Cont%C3%>. Acesso em: 3 out. 2024.

GONÇALVES, J. P. P. et al. Prontuário eletrônico: uma ferramenta que pode contribuir para a integração das Redes de Atenção à Saúde. **Saúde em Debate**, Rio de Janeiro, v. 37, n. 96, p. 43-50, jan./mar. 2013. Disponível em: <https://www.scielo.br/j/sdeb/a/xLMq3HyhgqNwhX6y3jjpNff/?format=pdf&lang=pt>. Acesso em: 3 out. 2024.

GRANT, J. P. Nutritional Assessment by Body Compartment Analysis, In: GRANT, J. P. (Ed). **Handbook of Total Parenteral Nutrition**. 2. ed. Philadelphia: W. B. Saunders, 1993. p. 15-47.

HERDMAN, T. H.; KAMITSURU, S. (Org.). Tradução de Regina Machado Garcez. **Diagnósticos de enfermagem da NANDA-I**: definições e classificação – 2021-2023. 11. ed. Porto Alegre: Artmed, 2021.

IASP – International Association for the Study of Pain. **Terminology**: pain. Disponível em: <https://www.iasp-pain.org/resources/terminology/#pain>. Acesso em: 3 out. 2024.

JOFFE, A. M. et al. Evaluation and Treatment of Pain in Critically Ill Adults. **Respiratory and Critical Care Medicine**, v. 34, n. 2, p. 189-200, 2013. Disponível em: <https://www.thieme-connect.com/products/ejournals/abstract/10.1055/s-0033-1342973>. Acesso em: 3 out. 2024.

MAGALHÃES, J. M. et al. Assistência de enfermagem à criança autista: revisão integrativa. **Enfermería Global**, Murcia, v. 19, n. 57, p. 541-550, Ene. 2020. Disponível em: <https://scielo.isciii.es/pdf/eg/v19n58/pt_1695-6141-eg-19-58-531.pdf>. Acesso em: 3 out. 2024.

MALACHIAS, M. V. B. et al. 7ª diretriz brasileira de hipertensão arterial. **Arquivos Brasileiros de Cardiologia**, v. 107, n. 3, supl. 3, set. 2016. Disponível em: <https://www.scielo.br/j/abc/a/KVdb6XvFGPJLqHfXKDbNQCG/?format=pdf&lang=pt>. Acesso em: 3 out. 2024.

MATTOS, W. (Ed.). **Semiologia do adulto**: diagnóstico clínico baseado em evidências. Rio de Janeiro: Medbook, 2017.

MENDES, A. M. et al. O desafio da atenção primária na saúde indígena no Brasil. **Revista Panamericana Salud Publica**, v. 42, Nov. 2018. Disponível em: <https://iris. paho.org/bitstream/handle/10665.2/49563/v42e1842018. pdf?sequence=1&isAllowed=y>. Acesso em: 3 out. 2024.

MINAHIM, M. A. A autonomia na relação médico-paciente: breves considerações. **Cadernos Ibero-Americanos de Direito Sanitário**, v. 9, n. 1, p. 85-95, jan./mar. 2020. Disponível em: <https://www.cadernos.prodisa.fiocruz.br/index.php/cadernos/ article/view/601>. Acesso em: 3 out. 2024.

MOORHEAD, S. et al. **NOC**: classificação dos resultados de enfermagem. 5. ed. Rio de Janeiro: Elsevier, 2016.

MOREIRA, G. E. Por trás do monograma do movimento LGBTQIAPN+: vidas, representatividade e esclarecimentos. **Temporis[ação]**, v. 22, n. 2, p. 1-20, 2022. Disponível em: <https://www.revista.ueg.br/index.php/temporisacao/article/ view/13262/9403>. Acesso em: 3 out. 2024.

MOURA, E. C. de et al. Atenção à saúde dos homens no âmbito da Estratégia Saúde da Família. **Ciência & Saúde Coletiva**, Rio de Janeiro, v. 19, n. 2, p. 429-438, fev. 2014. Disponível em: <https:// www.scielo.br/j/csc/a/SvzSh9fTZwFRGwTfKm4KXPF/?format= pdf&lang=pt>. Acesso em: 3 out. 2024.

OGOINA, D. Fever, Fever Patterns and Diseases Called 'Fever': A Review. **Journal of Infection and Public Health**, v. 4, n. 3, p. 108-124, Aug. 2011. Disponível em: <https://www.sciencedirect.com/science/article/pii/ S1876034111000256?via%3Dihub>. Acesso em: 3 out. 2024.

OGUISSO, T.; SCHMIDT, M. J. **O exercício da enfermagem**: uma abordagem ético-legal. 5. ed. Rio de Janeiro: Guanabara Kogan, 2019.

OLIVEIRA, D. L. L. C. de. A enfermagem e suas apostas no autocuidado: investimentos emancipatórios ou práticas de sujeição? **Revista Brasileira de Enfermagem**, Brasília, v. 64, n. 1, p. 185-188, jan./fev. 2011. Disponível em: <https://www. scielo.br/j/reben/a/BtBwVjx65WnFKXzt9nr46gr/?format=pdf& lang=pt>. Acesso em: 3 out. 2024.

OLIVEIRA, K. S. A. de; LUCENA, M. C. M. D. de; ALCHIERI, J. C. Estresse em cuidadores de pacientes com Alzheimer: uma revisão de literatura. **Estudos e Pesquisas em Psicologia**, Rio de Janeiro, v. 14, n. 1, p. 47-64, abr. 2014. Disponível em: <http://pepsic.bvsalud.org/pdf/epp/v14n1/v14n1a04.pdf>. Acesso em: 3 out. 2024.

PAULA, M. F. C. et al. **Semiotécnica**: fundamentos para a prática assistencial de enfermagem. Rio de Janeiro: Elsevier, 2017.

PAULINO, D. B.; RASERA, E. F.; TEIXEIRA, F. do B. Discursos sobre o cuidado em saúde de Lésbicas, Gays, Bissexuais, Travestis, Transexuais (LGBT) entre médicas(os) da Estratégia Saúde da Família. **Interface**, Botucatu, v. 23, e180279, 2019. Disponível em: <https://www.scielo.br/j/icse/a/CPqMgwMzNcfwqjrRT5PZbbp/?format=pdf&lang=pt>. Acesso em: 3 out. 2024.

PERRY, A. G.; POTTER, P. A. **Guia completo de procedimentos e competências de enfermagem**. Tradução de Elisa da Conceição Rodrigues et al. 8. ed. Rio de Janeiro: Elsevier, 2015.

PORTO, C. C. (Ed.). **Semiologia médica**. 8. ed. Rio de Janeiro: Guanabara Koogan, 2019.

POTTER, P. A.; PERRY, A. G. **Fundamentos de enfermagem**. Tradução de Mayza Ritomy Ide et. al. 8. ed. Rio de Janeiro: Elsevier, 2013.

RAMSAY, M. A. E. et al. Controlled Sedation with Alphaxalone-Alphadolone. **British Medical Journal**, v. 2, n. 5920, p. 656-659, Jun. 1974. Disponível em: <https://www.ncbi.nlm.nih.gov/pmc/articles/PMC1613102>. Acesso em: 3 out. 2024.

RESENDE, C. C. de. **Técnicas de limpeza em ambiente hospitalar**: demonstração passo a passo. São Paulo: Ciranda Cultural, 2011.

ROCHA, D. F. da; PORTO, M. F. de S.; PACHECO, T. A luta dos povos indígenas por saúde em contextos de conflitos ambientais no Brasil (1999-2014). **Ciência & Saúde Coletiva**, Rio de Janeiro, v. 24, n. 2, p. 383-392, 2019. Disponível em: <https://www.scielo.br/j/csc/a/dSgZJn5NWyKx65vqHDQXfBN/?format=pdf&lang=pt>. Acesso em: 3 out. 2024.

ROCHA, M. B. da; SEVERO, A. K. de S.; FÉLIX-SILVA, A. V. O cuidado em saúde promovido pelas religiões afro-brasileiras. **Psicologia: Ciência e Profissão**, v. 43, p. 1-14, 2023. Disponível em: <https://www.scielo.br/j/pcp/a/S9Md4w6bVkXnHHZvsBDTkWp/?format=pdf&lang=pt>. Acesso em: 3 out. 2024.

RODRIGUES, A. B. et al. **Guia da enfermagem**: rotinas, práticas e cuidados fundamentados. 3. ed. São Paulo: Érica, 2020.

RODRIGUES, A. B. et al. **O guia da enfermagem**: fundamentos para assistência. 2. ed. São Paulo: Iátria, 2011.

RODRIGUES, P. M. da S. et al. Autocuidado da criança com espectro autista por meio das *Social Stories*. **Escola Anna Nery**, Rio de Janeiro, v. 21, n. 1, e20170022, 2017. Disponível em: <https://www.scielo.br/j/ean/a/TwTJKc4xs4dY5hdjxdv6yVs/?format=pdf&lang=pt>. Acesso em: 3 out. 2024.

SANTOS, M. P. A. dos et al. População negra e Covid-19: reflexões sobre racismo e saúde. **Estudos Avançados**, São Paulo, v. 34, n. 99, p. 225-244, 2020. Disponível em: <https://www.scielo.br/j/ea/a/LnkzjXxJSJFbY9LFH3WMQHv/?format=pdf&lang=pt>. Acesso em: 3 out. 2024.

SBD – Sociedade Brasileira de Diabetes. **Controle da glicemia no paciente hospitalizado**. São Paulo, 2015. (Posicionamento Oficial SBD n. 03/2015). Disponível em: <https://www.ribeiraopreto.sp.gov.br/files/ssaude/pdf/controle_glicemia.pdf>. Acesso em: 3 out. 2024.

SBGG – Sociedade Brasileira de Geriatria e Gerontologia. **Estresse do cuidador**: dicas para cuidar de si mesmo. Disponível em: <http://www.sbgg-sp.com.br/estresse-do-cuidador-dicas-para-cuidar-de-si-mesmo>. Acesso em: 3 out. 2024.

SEBOLD, L. F. et al. Cuidar é... percepções de estudantes de enfermagem: um olhar heideggeriano. **Escola Anna Nery**, Rio de Janeiro, v. 20, n. 2, p. 243-247, abr./jun. 2016. Disponível em: <https://www.scielo.br/j/ean/a/zkTCZPqnDqh3x9zGRVdpRYg/?format=pdf&lang=pt>. Acesso em: 3 out. 2024.

SHAROVSKY, L. L. et al. (Des) cuidando de si: como auxiliares de enfermagem percebem a tarefa de cuidar. **Estudos Interdisciplinares em Psicologia**, Londrina, v. 5, n. 2, p. 96-112, dez. 2014. Disponível em: <http://pepsic.bvsalud.org/pdf/eip/v5n2/a07.pdf>. Acesso em: 3 out. 2024.

SIEGEL, J. D. et al. **Guideline for Isolation Precautions**: Preventing Transmission of Infectious Agents in Healthcare Settings. Atlanta: CDC, 2007. Disponível em: <https://www.cdc.gov/infection-control/media/pdfs/Guideline-Isolation-H.pdf>. Acesso em: 3 out. 2024.

SILVA JÚNIOR, E. J. da; BALSANELLI, A. P.; NEVES, V. R. O cuidado de si no cotidiano do enfermeiro: revisão integrativa. **Revista Brasileira de Enfermagem**, Brasília, v. 73, n. 2, e20180668, 2020. Disponível em: <https://www.scielo.br/j/reben/a/5FBHtb7c5jhygQmNgGQjPzx/?lang=pt&format=pdf>. Acesso em: 3 out. 2024.

SILVA, I. de J. et al. Cuidado, autocuidado e cuidado de si: uma compreensão paradigmática para o cuidado de enfermagem. **Revista Escola de Enfermagem USP**, São Paulo, v. 43, n. 3, p. 697-703, 2009. Disponível em: <https://www.scielo.br/j/reeusp/a/S6s3fgFMbtMjMRfwncZ7WrP/?format=pdf&lang=pt>. Acesso em: 3 out. 2024.

SILVA, L. K. M. da et al. Uso do nome social no Sistema Único de Saúde: elementos para o debate sobre a assistência prestada a travestis e transexuais. **Physis**, Rio de Janeiro, v. 27, n. 3, p. 835-846, 2017. Disponível em: <https://www.scielo.br/j/physis/a/HKDP7qK4mfcH5Wy9QNTf38v/?format=pdf&lang=pt>. Acesso em: 3 out. 2024.

SILVA, R. F.; ENGSTROM, E. M. Atenção integral à saúde do adolescente pela Atenção Primária à Saúde no território brasileiro: uma revisão integrativa. **Interface**, Botucatu, v. 24, supl. 1, e190548, 2020. Disponível em: <https://www.scielo.br/j/icse/a/vhxBcLFd8J6GrVGTF7DWPSd/?format=pdf&lang=pt>. Acesso em: 3 out. 2024.

SOUZA, A. C. C. de et al. Formação do enfermeiro para o cuidado: reflexões da prática profissional. **Revista Brasileira de Enfermagem**, Brasília, v. 59, n. 6, p. 805-807, 2006. Disponível em: <https://www.scielo.br/j/reben/a/KW3X4TrBL6NRJsY8y385DNF/?format=pdf&lang=pt>. Acesso em: 3 out. 2024.

TAYLOR, C. et al. **Fundamentos de enfermagem**: a arte e a ciência do cuidado de enfermagem. 7. ed. Porto Alegre: Artmed, 2014.

THOMAS, K. A. et al. Axillary and Thoracic Skin Temperatures Poorly Comparable to Core Body Temperature Circadian Rhythm: Results from 2 Adult Populations. **Biological Research For Nursing**, v. 5, n. 3, p. 187-194, 2004. Disponível em: <https://journals.sagepub.com/doi/10.1177/1099800403260620?url_ver=Z39.88-2003&rfr_id=ori:rid:crossref.org&rfr_dat=cr_pub%20%200pubmed>. Acesso em: 3 out. 2024.

TIMBY, B. K. **Conceitos e habilidades fundamentais no atendimento de enfermagem**. 10. ed. Porto Alegre: Artmed, 2014.

VIEGAS, L. M.; FERNANDES, A. A.; VEIGA, M. dos A. P. L. F. Intervenção de enfermagem no estresse do cuidador familiar do idoso com dependência: estudo piloto. **Revista Baiana de Enfermagem**, v. 32, e25244, 2018. Disponível em: <https://periodicos.ufba.br/index.php/enfermagem/article/view/25244/15969>. Acesso em: 2 out. 2024.

VIEIRA, J. de C. M. et al. Alimentação de idosos indígenas sob a ótica da enfermagem transcultural. **Revista Enfermagem UERJ**, Rio de Janeiro, v. 24, n. 2, e7057, abr. 2016. Disponível em: <https://www.revenf.bvs.br/pdf/reuerj/v24n2/0104-3552-reuerj-24-02-e7057.pdf>. Acesso em: 2 out. 2024.

VILELAS, J. M. da S.; JANEIRO, S. I. D. Transculturalidade: o enfermeiro com competência cultural. **Revista Mineira de Enfermagem**, Belo Horizonte, v. 16, n. 1, p. 120-127, jan./mar. 2012. Disponível em: <https://pesquisa.bvsalud.org/portal/resource/pt/lil-651178>. Acesso em: 2 out. 2024.

WHO – World Health Organization. **Hand Hygiene**: Why, How and When?. Geneva, 2009. (Summary Brochure on Hand Hygiene). Disponível em: <https://cdn.who.int/media/docs/default-source/documents/health-topics/hand-hygiene-why-how-and-when-brochure.pdf>. Acesso em: 2 out. 2024.

WHO – World Health Organization. **Obesity**: Preventing and Managing the Global Epidemic – Report of a WHO Consultation. Geneva, 1999. (WHO Technical Report Series, 894). Disponível em: <https://iris.who.int/handle/10665/42330>. Acesso em: 2 out. 2024.

WHO – WORLD HEALTH ORGANIZATION. **Social Determinants of Health**. Disponível em: <https://www.who.int/health-topics/social-determinants-of-health#tab=tab_1>. Acesso em: 2 out. 2024.

WILLIAMS, A. C. de C.; CRAIG, K. D. Updating the Definition of Pain. **Pain**, v. 157, n. 11, p. 2420-2423, Nov. 2016. Disponível em: <https://journals.lww.com/pain/citation/2016/11000/updating_the_definition_of_pain.6.aspx>. Acesso em: 2 out. 2024.

ZIPES, D. et al. (Ed.). **Braunwald**: tratado de doenças cardiovasculares. Tradução de Alessandra Soares Goulart Batista et al. 11. ed. Rio de Janeiro: Guanabara Koogan, 2022. v. 1.

Respostas

Capítulo 1
Questões para revisão

1. b
2. e
3. Pode-se mencionar as doenças parasitárias, transmissíveis, diarreicas e endêmicas, por exemplo. Essas doenças podem estar associadas a fatores ambientais, climáticos, habitacionais e ao modo de vida dessa população. São exemplos a tuberculose, as hepatites virais, a malária e as arboviroses. Além disso, podem surgir doenças nutricionais, como a desnutrição e a anemia.
4. b
5. A orientação sexual está relacionada à atração física, estética, sexual, emocional e/ou afetiva que um indivíduo sente por outro, podendo ser classificada em homossexual, heterossexual, bissexual e assexual. Já a identidade de gênero refere-se à discordância do papel de gênero em relação ao sexo biológico da pessoa.

Questões para reflexão

1. Nesse caso, como membro da equipe, é papel do enfermeiro abordar o profissional, explicitando a conduta errônea, cabendo, inclusive, medidas legais ou sanções caso comprovado ato discriminatório. Ademais, como profissional de destaque na equipe multiprofissional, cabe ao enfermeiro identificar lacunas dos demais membros, promovendo ações educativas, por exemplo.

2. Diante de tal situação, cabe ao profissional de enfermagem a escuta ativa, respeitando as particularidades culturais do indivíduo. Nesse sentido, medidas como proporcionar um ambiente reservado e um atendimento prestado por profissionais exclusivamente do sexo feminino pode deixar a paciente mais confortável.
3. Os povos indígenas têm uma relação mutualística com a natureza. Assim, os problemas mencionados podem afetar diretamente as relações cotidianas, impactando o processo saúde-doença. A contaminação de rios com mercúrio proveniente do garimpo ilegal, por exemplo, pode afetar a biodiversidade, bem como causar patologias em indígenas. Ainda, a poluição da água e o desmatamento geram impactos à fauna e à flora, resultando em escassez de alimentos e, consequentemente, ocasionando desnutrição e fome. Além disso, o desmatamento pode levar à migração de mosquitos e insetos, aumentando a incidência de determinadas patologias endêmicas.

Capítulo 2
Questões para revisão

1. d
2. a
3. De acordo com o Ministério da Saúde (Brasil, 2012b, p. 82):
    O cuidador formal é o profissional preparado em uma instituição de ensino para prestar cuidados no domicílio, segundo as necessidades específicas do usuário; o cuidador informal é um membro da família, ou da comunidade, que presta qualquer tipo de cuidado às pessoas dependentes, de acordo com as necessidades específicas. Entre os cuidadores formais e informais, existem aqueles que desempenham um papel principal e outros que desempenham um papel secundário no auxílio. O cuidador principal assume total ou maior parte da responsabilidade de cuidar e é ele quem

realiza a maioria das atividades. Os cuidadores secundários são aqueles familiares, amigos, vizinhos, voluntários ou profissionais que complementam o auxílio, geralmente exercendo menor apoio.

e

4. Entre os fatores de risco para o surgimento da síndrome de Burnout podemos mencionar o trabalho sob pressão, o excesso de trabalho, a baixa remuneração e a sobrecarga pelo déficit quantitativo de profissionais. Quanto aos principais sinais, destacam-se a desmotivação, a fadiga excessiva, a sensação de fracasso, a negatividade constante, a insônia, entre outros.

Questões para reflexão

1. Diante de tal situação, é fundamental que o enfermeiro identifique os sinais de exaustão do cuidador, bem como avalie o paciente, suas limitações e a possibilidade de executar o autocuidado. No que se refere ao cuidador, o enfermeiro pode aplicar um instrumento de avaliação, como a escala de Zarit. Dessa forma, o profissional identifica o nível de cansaço do cuidador, visando estabelecer intervenções direcionadas. Além disso, o enfermeiro deve orientar o cuidador quanto à importância de estimular o autocuidado, uma vez que ele é benéfico para a manutenção da autonomia do paciente.

2. Em tal cenário, cabe à liderança identificar os fatores institucionais desencadeadores do estresse emocional dos colaboradores. Nesse sentido, a escuta ativa dos membros da equipe é fundamental. Diante de tais fatores, cabe a implementação de estratégias direcionadas às causas. Um exemplo é a adequação do dimensionamento quantitativo de profissionais de enfermagem.

3. Nesse caso, receber um diagnóstico de tetraplegia pode ser devastador à saúde psicológica e física do paciente. Tal condição afeta de

maneira abrupta o autocuidado nas diversas necessidades humanas básicas, como alimentação, excreção, segurança do corpo, intimidade sexual etc. Nesse contexto, cabe ao enfermeiro preparar o paciente e os familiares para o cuidado domiciliar, com orientações individualizadas.

Capítulo 3
Questões para revisão

1. b
2. Registro documental permanente; fonte de subsídios para avaliação da qualidade dos cuidados; contribuição para atividades de ensino; fonte de dados para pesquisas; instrumento de trabalho para auditorias de evidências legais.
3. São fundamentos legais para a elaboração dos registros de enfermagem: Constituição Federal (Brasil, 1988); Lei do Exercício Profissional da Enfermagem – Lei n. 7.498, de 25 de junho de 1986 (Brasil, 1986); Código Civil – Lei n. 10.406, de 10 de janeiro de 2002 (Brasil, 2002a); Código Penal – Decreto-Lei n. 2.848, de 7 de dezembro de 1940 (Brasil, 1940); Código de Ética do Profissional de Enfermagem (Cepe) – Resolução Cofen. n. 564, de 6 de novembro de 2017 (Brasil, 2017b), entre outros.
4. c
5. d

Questões para reflexão

1. O descumprimento da prescrição em questão para um paciente em risco (diabético) pode ser caracterizado como ato de negligência e imprudência. Ante tal situação, cabe ao enfermeiro, como líder da equipe de enfermagem, a orientação ao profissional responsável, aplicando advertências e/ou outras medidas administrativas, de

acordo com a rotina ou o protocolo da instituição. Ademais, em casos de comprovação de situações de descumprimento do Cepe, o profissional fica sujeito às penalidades instituídas pelo conselho profissional.

2. Nessa situação, o enfermeiro deve acolher a usuária e orientá-la quanto à impossibilidade de fornecimento do prontuário do paciente para terceiros, exceto nos casos previstos pela legislação. Além disso, com base na alegação da paciente de ter contraído uma IST (infecção sexualmente transmissível), ela deve passar por atendimento de enfermagem e/ou médico para avaliação de saúde.

3. Registros de enfermagem incompletos e a ausência de checagem de prescrições podem acarretar sérios problemas à qualidade dos serviços prestados. Exemplificam isso os prejuízos ao faturamento hospitalar mediante as atividades de auditoria. Além disso, a documentação inadequada pode prejudicar a comunicação, afetando a segurança do paciente. Nesse cenário, os gestores devem implementar medidas de educação e conscientização dos membros da equipe de enfermagem, visando à melhoria de tais registros.

Capítulo 4
Questões para revisão

1. a
2. c
3. e
4. Quarto privativo ou quarto dividido com paciente que apresente infecção pelo mesmo agente e não tenha nenhuma outra infecção ou colonização por outro agente.
5. Higienização simples das mãos; higienização antisséptica das mãos; fricção antisséptica das mãos com preparação alcoólica; antissepsia cirúrgica ou preparo pré-operatório das mãos.

Questões para reflexão

1. Resposta pessoal.
2. Resposta pessoal.
3. Resposta pessoal.

Capítulo 5
Questões para revisão

1. a
2. d
3. d
4. A respiração de Biot é a respiração com profundidade e frequências variadas, seguida de apneia e irregularidade na respiração. Está relacionada com meningite ou lesão cerebral grave.
5. Ausente – não é possível sentir o pulso, mesmo quando se exerce maior pressão à palpação; bradicardia – abaixo dos valores de referência; taquicardia – acima dos valores de referência; bradisfigmia – diminuição da frequência do pulso; pulso filiforme – dificuldade de sentir a pulsação, e uma pressão leve é suficiente para que o pulso desapareça; pulso dicrótico – impressão de dois batimentos; pulso fraco – pulso mais forte do que o pulso filiforme, mas uma pressão leve é suficiente para que o pulso desapareça; pulso normal – o pulso é facilmente sentido, mas desaparece com uma pressão moderada; pulso cheio – o pulso é forte e, mesmo com pressão moderada, não desaparece.

Questões para reflexão

1. Resposta pessoal.
2. Resposta pessoal.
3. Resposta pessoal.

Capítulo 6
Questões para revisão

1. c
2. c
3. a
4. Nesse caso, o enfermeiro solicita ao indivíduo que se posicione em frente a um estadiômetro, com os pés paralelos e os braços estendidos ao longo do corpo.
5. (1) Localizar a linha axilar média – posicionar-se na frente do indivíduo e levar as mãos atrás das costas da pessoa, formando um círculo, deslocar lentamente as duas mãos para frente ao mesmo tempo e, quando puder visualizar os dedos por inteiro, será nesse ponto que marcará a linha axilar média; (2) solicitar ao indivíduo que inspire profundamente e segure a respiração por alguns instantes; (3) apalpar até localizar a décima costela, que é a última costela fixa, pedir ao indivíduo para soltar a respiração e fazer um risco com a caneta; (4) projetar a marcação da décima costela na linha axilar média; (5) localizar a crista ilíaca, que é a parte mais alta do osso ilíaco, e marcar o ponto com a caneta; (6) posicionar a parte inicial da fita de ponto médio na projeção da décima costela, e a parte final da fita na marcação da crista ilíaca; (7) ajustar a fita até que o mesmo número que estiver na marca da décima costela apareça na marca da crista ilíaca; (8) passar a fita ao redor do corpo do indivíduo, na altura do ponto médio, ajustar e verifique se a fita está paralela ao solo; (9) solicitar que a pessoa inspire e solte completamente o ar dos pulmões, permanecendo nessa situação até que a leitura da medida seja realizada; (10) a marcação do valor deve estar alinhada dos dois lados e a leitura deve ser realizada na altura dos olhos do avaliador; (11) tomar cuidado para que a fita não comprima a pele; (12) retirar a fita e registrar o valor encontrado.

Questões para reflexão

1. Resposta pessoal.
2. Resposta pessoal.
3. Resposta pessoal.

Sobre os autores

Cristiano Caveião

É doutor em Enfermagem pela Universidade Federal do Paraná (UFPR); mestre em Biotecnologia pelas Faculdades Pequeno Príncipe (FPP); especialista em Gestão de Saúde e Auditoria pela Universidade Tuiuti do Paraná (UTP), em Enfermagem de Urgência e Emergência e em Enfermagem em UTI pela Faculdade Venda Nova do Imigrante (Faveni); e graduado em Enfermagem pela Faculdade de Pato Branco (Fadep). Também é habilitado em podiatria clínica. Atua como professor em cursos de graduação e pós-graduação nas modalidades presencial e a distância. Tem experiência na área de gestão em enfermagem e saúde do adulto e do idoso. É avaliador de cursos da educação superior, designado pelo Instituto Nacional de Estudos e Pesquisas Educacionais Anísio Teixeira (Inep), do Ministério da Educação (MEC).

Vitor Mocelin Zacarkim

É especialista em Cancerologia pelo Programa de Residência Multiprofissional em Cancerologia do Hospital Erasto Gaertner (HEG) e em Atenção ao Paciente Crítico: Urgência, Emergência e UTI pelo Centro Universitário Internacional Uninter; e graduado em Enfermagem pelo Centro Universitário Autônomo do Brasil (UniBrasil). Atua como enfermeiro em saúde pública na área de urgência e emergência. Tem experiência nas áreas de docência, oncologia, hematologia, UTI, urgência e emergência.

Impressão: